看護と福祉のはざまを紡ぐ

「人」と向き合う、細井恵美子の信念と実践

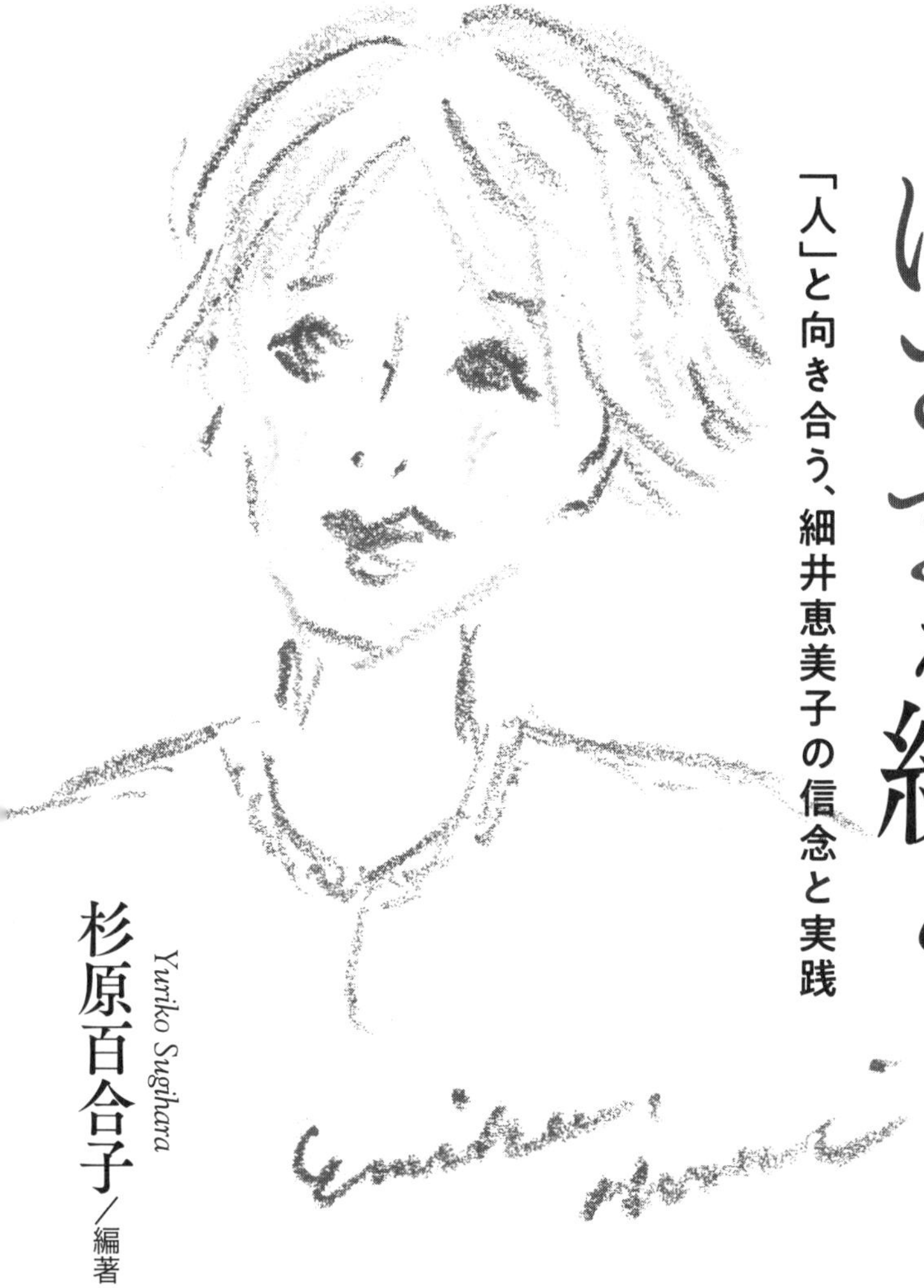

杉原百合子／編著

Yuriko Sugihara

クリエイツかもがわ
CREATES KAMOGAWA

まえがき

「人と向き合う」

このことは、細井恵美子氏が最も大切な信念とするものである。

同志社女子大学看護学部の教育理念には「命と向き合う、ゆるぎない信念と良心」とあるが、細井氏は、「命」を「人」と言い換えることで、自らの思いに通じるものを感じるという。70年以上の長きにわたり、人の尊厳と暮らしを守りぬくために、看護や福祉の垣根を越えて取り組み続けてきた細井氏らしさの根底にあるものは、まさしくゆるぎない信念としての「人と向き合う」ことなのである。

細井氏は、1931（昭和6）年に京都府丹後地方で生まれ、14歳にして看護の道を進み始めた。さまざまなキャリアを経た後、36歳で就職した医療法人健康会京都南病院とそのグループの介護老人保健施設ぬくもりの里で、生来の進取の気風は多くの実を結ぶことへとつながっていく。

わが国では2025年に、いわゆる団塊の世代が75歳の後期高齢者となって全人口の18％を占め、また65歳以上が全人口の30％となることが予想されている。このような超高齢化による疾病構造の変化と医療需要の急増により、「病院から地域へ」の転換がめざされている。

しかし、先進的な一部の医療機関では、すでに昭和の早い時期（1930年代）から地域医療をめざす動きが見られていた。

京都における地域医療としての例を挙げるなら、早川一光先生の堀川病院が有名であろう。その「西の堀川病院」に対し、「南の南病院」と言われていた京都南病院の看護分野の中心にいたのは、紛れもなく細井氏であった。地域医療をめざす先進的な医師たちとともに、常に先を見据えて新しいこと、患者や家族を支えるために必要と思われることに挑戦してこられた。

1970（昭和45）年前後から、病院内の看護師が聴診器を持って状態観察や血圧測定を行い、さらに病院が経費を負担しながらも訪問看護の導入に踏み切るなど、看護の力を信じて、その向上をめざし続けてきたのである。

先駆的な取り組みゆえに、周りの理解が得られなかったり、時には批判の対象になったりしながらも、ぶれない信念と率先して全力を注ぐ姿勢でやり遂げてこられた。

本書は、細井氏の哲学とその実践について振り返りながら、現在の細井氏の言葉を中心にまとめたものである。

第1章は、細井氏へのインタビューのほか、京都南病院時代を知る当時の事務長をはじめ、細井氏の活動をよく知る関係者9名への聞き取りを通して、細井氏のこれまでの活動の実態やそれを支える信念に迫ろうとする試みである。いずれの言葉も、細井氏の人となりを存分に語るものとなっている。

各インタビューのなかで皆が一様に細井氏を称賛する様子は、時にやや度を越すかのように映る場合もあるが、これは氏の実績はもとより、その誠実な人柄が人を惹きつけてやまないからであろう。

第2章は、同志社女子大学看護学部の学生を対象とした細井氏の講義の内容をまとめた。認知症ケア、虐待防止と身体拘束ゼロ、介護施設におけるターミナルケアに関する講義内容である。高齢者に寄り添うようにケアを実践してきた細井氏ならではの語りである。
第3章では、高齢者看護学を教授する立場の教員4名が、細井氏を囲み、3時間余りの座談会形式でお話を伺ったものである。そこで語られたのは、看護に対する誇りを忘れず看護の力を信じてこられた氏の思いであった。

第4章では、細井氏がこれまでに発表された数々の文献から、主要なものをいくつか紹介する。鋭い視点で多くのことを発信してこられたものであり、いまもなお新鮮な示唆に富んでいる。

巻末の資料には、細井氏が1978年（昭和53）年に共著で書かれた『老人が病気になったら』（ミネルヴァ書房）からの抜粋を2つ載せている。1つは、細井氏が高齢者も、家族も、医療に携わる人も、一緒になって喜び合えるような制度として訪問看護センターの構想を描いたものである。これが1978年当時のものと考えるとその先見性に驚くばかりである。また、もう1つは、細井氏自らが自身の看護の基本が詰まったものと語った部分の抜粋である。

さらに、細井氏のこれまでをまとめた年表、執筆された文献リスト、1977（昭和52）年頃に作成された看護計画表の一部（脳血管疾患）を掲載した。

各章末のコラムは、1980年代に細井氏が読売新聞等に連載された記事や、2015（平成27）年から介護予防教室で高齢者に配布している資料等からの抜粋である。

なお、当時の職名としての「看護婦」および「痴呆」「呆け老人」という表記については、文献としての時代性を考慮してそのまま使用した。

医療の進歩により、現在の看護は、より急性期に寄った看護が主流である。しかし、看護する場がどこであっても、私たちが向き合うのは「人」である。決して「疾患」や「臓器」ではないし、「糖尿病の患者」「脳梗塞の患者」と一括りにできるものではない。病を抱えながらも、そこで生活し、そしてこれから先も人生を歩み続ける「人」なのである。

それぞれの人がもつ、それぞれの人生、生活、好み、歴史、価値観、こだわり、そして不安や望み。それを忘れて、そこに目を向けずに、看護は成り立たない。また、その人やその暮らしを理解しようとするとき、医療者側の「ものさし」で捉えてはならない。これらのことを70年以上も前から実践し、発信してこられた。その長年の経験に裏打ちされた言葉は、力強く心に響くものである。

細井氏のこれまでを振り返るうちに、その看護に対する姿勢の基本に見ることができたのは、幼い頃に母親から伝え聞いたというナイチンゲールのそれである。そのナイチンゲールは、看護は芸術であり、科学であり、そしてプロフェッショナルである、と述べている。そこには、まさしく細井氏がめざしたものを感じ取ることができる。

一人ひとり個別の看護のあり方を工夫し、その根拠を重視して冷静に効果を検証する。そして、確固たる専門性に裏打ちされたものとしての看護こそが、適切に評価されるべきであるとして、その地位の確立に向けた努力を積み上げてこられた。

また、ナイチンゲールは150年も前から訪問看護の必要性を説いているが、細井氏もまた独自に、地域住民の生活に溶け込むようにして支援できる看護、患者や家族の日常をできる限り尊重するための看護のあり方を模索し続け、訪問看護の導入に精力的に取り組んでこられた。

ナイチンゲールの言葉はいわば「古くて新しい」看護の基本と言えるであろうが、まさにその一つひとつを体現しているかのような実践を見ることができる。

私事になるが、筆者は看護師として大学病院での経験を積んだ後、高齢者施設での看護・ケアに携わった。また、２０００（平成12）年の介護保険制度の導入時期には、ケアマネジャーとしてその移り変わりを経験した。

そのなかで、看護というバックボーンだけでは高齢者の問題に立ち向かえないと感じた筆者は、大学院に進学し社会福祉を専攻する。その学びを得て看護教育の道に入った後、細井氏と出会うことになるのだが、そのとき、大袈裟に言えば運命のようなものを感じた。

その足元に及ぶべくもないが、看護と社会福祉や介護の連携・融合の必要性を感じていた筆者にとって、細井氏は遙か先を行く師であった。これまでの氏の活動とそれを支えてきた思い、そして人に対する姿勢、これらの貴重なものをまとめたいと強く感じた。

70年間、人の尊厳と生活を守り抜くために、ゆるぎない信念をもち、「人」と向き合ってこられた。そんな細井氏から学ぶことは多いと思われる。これから看護や社会福祉、介護を学ぶ人に、また高齢者ケアに関わるすべての人に、この本を通して細井氏の考えや哲学を感じていただけたらと願う。

なお、本書のカバー装画、本文の挿絵は、細井氏が以前から描き溜めてこられたものからの抜粋である。その画風には、観る者の心に知らぬ間に沁み入るような素直さと力強さがあり、細井氏の人柄を表しているようにも思う。

出版に寄せて

細井美恵子

先日友人に「同志社の先生が私のことを本に書いてくださるって」と報告すると、「その先生きっとすばらしい先生だと思うわ。だから、あなたのいいところが見えたんだわ」と。20年つき合っているその友人にとって、「本」にしてもいいほどのいいところをもつ人間とは、と考えてしまいました。私にはそんな価値がない……。

それにしても、杉原先生との出会いがこのような結果になるとは夢にも思わず、何が杉原先生をそうさせたのか、いまなお信じられないような思いです。

考えてみれば実に長い間、看護師という資格と誇りに支えられて今日まで仕事をしてきました。そろそろ潮時と思い、杉原先生から本の話をお聞きする少し前に、断捨離をと、かなりの資料を廃棄したのです。あわてて、あちこちに散逸してしまった資料を寄せ集め、バラバラで提供いたしました。すると、先生がワクワクしながら喜んでくださり、不思議なお誘いに従うことになってしまいました。

多くの先人たちが、死の直前まで「まだやりたいことがある」と言い残されたと聞きます。70年も働いて稀な生き方ですから、やり残したと思わなくていいように終いたい、とそんな思いが私をどこかから後押ししてくれました。考えてみれば私にも、伝えなければならないことがたくさんあるように思いました。

私の看護師として活動は終戦直後から始まり、介護保険がスタートした頃から福祉の仕事に携わるようになりました。この介護保険によって、これで老後は安寧と安心したのも束の間、予想以上の財政困難で相次ぐ増税、利用者負担増額、さらに少子化による介護人材不足などの大きな課題の前にたたずんでいます。私は、このような社会の変動を常に意識し、医療者として福祉の人間として何を考え、どのように行動するか、というように常にこの先の社会を見つめています。そして、人々の生活から目を離さない姿勢が大切だと考えています。

また、この間の医学の進歩は目覚ましいものでした。結核予防法ができて間もなく、つい最近まで痩せて活気のなかった患者さんが、いつの間にか退院され職場に戻られた、と聞いてワクワクした記憶があります。

開腹術でお腹に残った大きな傷跡も、いまは特別でない限り見られなくなりました。人工の関節に取り換え、普通に歩けるようになった人もたくさん見られます。ごく身近な医術の進歩が多くの人々を幸福に導いてきました。

高齢化社会の到来も大きな関心事でした。大部屋、収容型の病院から個室化へ個別ケアに、さらに施設ケアから在宅ケアへと、施策が目まぐるしく変遷してきました。さらに介護保険制度のスタートによって、高齢者の尊厳の保持がその遵守事項に謳われました。

私は、こうした社会の変化に対応するため、常に問題意識をもち続けてきたように思います。そして何よりも大切なことは、誰のための医療か、誰のための福祉かという制度の根幹から目をそらさないことだと考えてきました。それが人を大切にし、人と向き合いながら進めるぶれない看護だと考えます。

大切なことは、些細なことであっても、患者さんの利益について考えることでした。そのために、ほかの職種の人たちとの話し合いを大切にしました。

いま、多職種連携と言われていますが、各職種間での話し合いや学び合いは、看護の質を高めるために大切であると思っています。さまざまな人たちの理解と協力があってこそ看護の専門性が生かされ、一つひとつの事業や看護が患者さんに喜ばれるようになり、医師をはじめ関係者の喜びや働きがいにもつながるのだと思います。

医療や福祉は、その時代の生活文化を象徴するものだと思います。

交通事情や情報の伝達、技術の進歩などの影響もありますが、人の生活を豊かにするのは心であり、言葉であり、行動力であると言えます。

この本は、杉原先生のすばらしい行動力と深い人間愛によって、ただ長いだけの私の経験を生かそうとしてご苦労をかけています。

私の人間像が過大にイメージされていますが、実はひっそり生きている小さな人間で、このような舞台をお借りすることを大変気恥ずかしく思っています。

書き溜めた文献もたくさんあるのですが、果たしてこれからのみなさんのお役に立つのかどうか、心もとない気持ちです。それとともに、当時の関係者のみなさんが同じように、これから先の日本の医療福祉について、心配しながら残してくださったものだと感謝しています。

この本を編集されるにあたって、杉原先生のご苦労はもちろん、多くの方にお忙しいなかご協力をお願いしました。ありがとうございました。心から感謝いたしております。

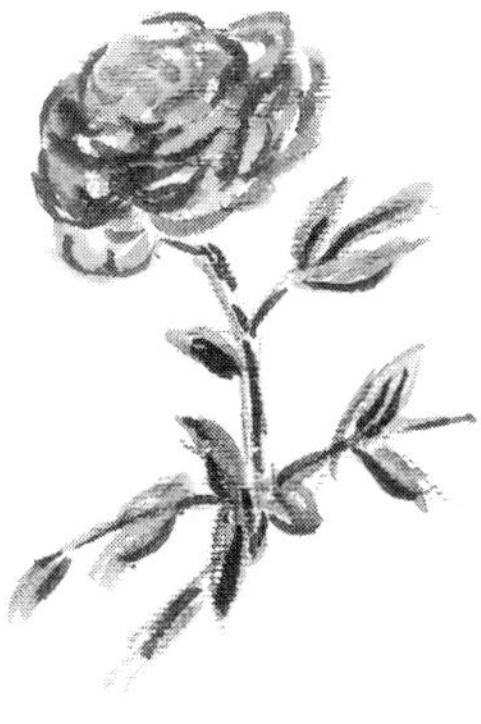

第1章 細井恵美子氏の歩み

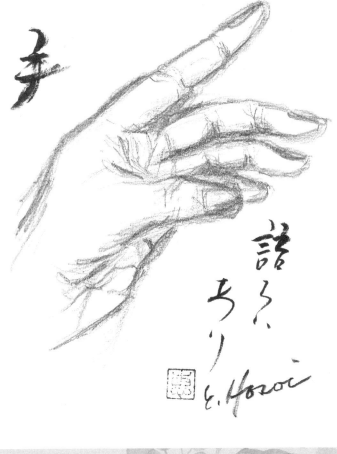

1 生い立ち

幼少期

細井恵美子氏は1931（昭和6）年4月18日、京都府与謝郡加悦町（現与謝野町）で父万吉、母千代の第二子、長女として誕生した。同年9月18日に満州事変が勃発する。その後も数々の諸事件を経て日本が大戦へと至る時代に幼少期を過ごすこととなる。

同町はのどかな田舎町で、生家は農業を営んでいた。家の周りにはブドウや柿、梨などの果樹があり、佛花も栽培していた。

父は兵庫県但東町坂津の農家に生まれ、細井家に婿入りした。若い頃に料理見習いとして修業したことがあり、結婚式や葬儀の際に料理人として頼まれることが多く、その味は料理屋より値打ちがあると言われるほどだった。農閑期には、当時は扱い手の少なかった農機具用の発動機を荷車に積んで出かけていた。

母はこの家の一人娘であり、読み書きを好む女性だった。祖父は当時としてはハイカラな人で、仏教書をよく読んでいた。その影響で、細井氏は5歳の頃、般若心経を暗唱するほどであったという。

貧しい日々であったが、戦時中も食生活には不自由なく、自然と親しみながら、心豊かに育ったという。幼少期から、大人たちが「疲れた」と言うとマッサージをしたり、家事を手伝ったり、戦時中で男手のない家の用事を引き受けたり、人の手助けを喜んで行う子どもであった。正月にはそのお礼にとささやかな届け物があり、心が潤ったと振り返る。

幼少期に母から聞いた偉人伝は、子ども心を躍らせ、生きる道標になっているようだ、と細井氏は語る。なかでもナイチンゲールの話は、母自身も聞き覚えであったようだが、いまでも記憶に残っていると話す。細井氏の70年余におよぶ看護師としての歴日がここから始まったと思うと感慨深い。

5歳の頃に祖母が亡くなった。死に化粧をする大人たちが祖母の口腔内に綿を詰めているのを見て、5歳の細井氏は「そんなことしたらあかん」と叩いて抗議した。またお墓で土葬するためお棺の上から土を入れる祖父や父親の足元に、「おばあちゃん、出てこれへんであかん」と言いながら、食らいついていたという。自身をとてもかわいがってくれた祖母であり、とても悲しかったと振り返る。

その悲しさを紛らわしたのは祖父と唱えた経典であり、祖父の言葉であった。「形は見えへんけど、ちゃんと見とんなる」「死んでも、恵美の中におばあちゃんはおんなる（居る）」との祖父の言葉は、その後の細井氏の死生観につながっている。

国民学校高等科2年生（当時14歳）だった1945（昭和20）年4月から、4人の男子生徒に混じって女子生徒ではただ一人、学徒動員に参

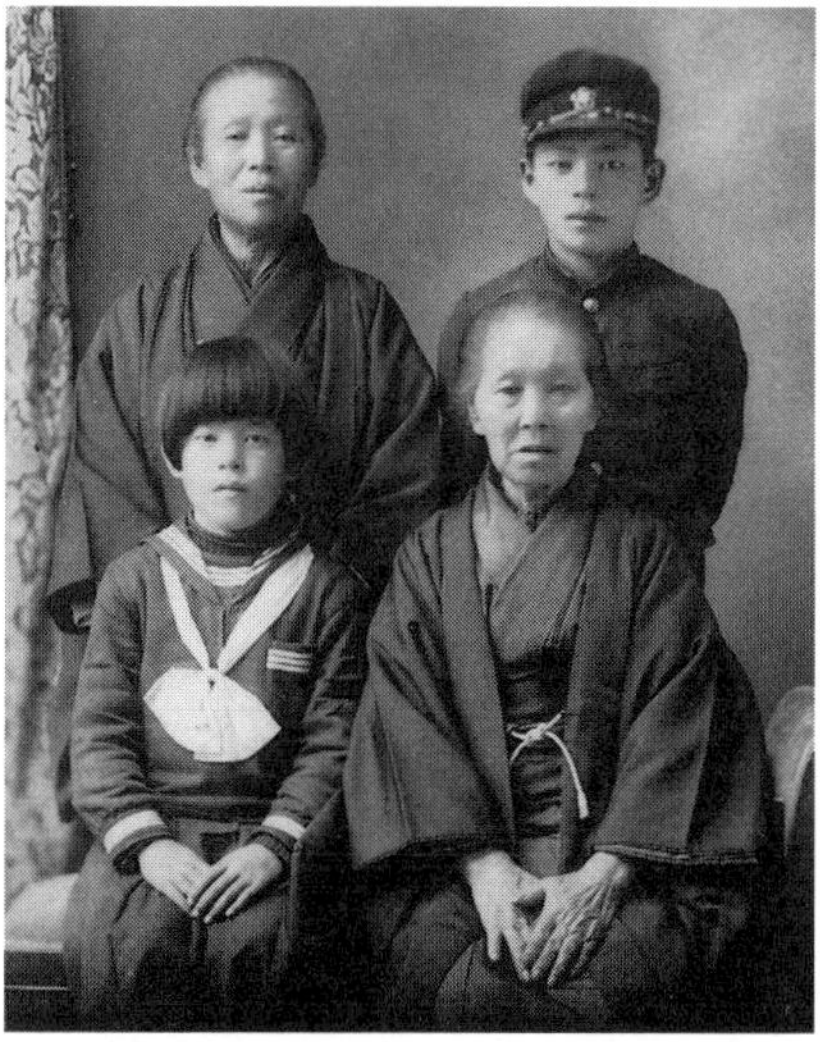

細井氏　小学校2年生
兄、父方の祖母、母方祖母のいとこと

加させられた。朝の6時に家を出て加悦駅まで一里の道を歩き、加悦駅から加悦鉄道（当時）で丹後山田へ、ここで乗り換えて国鉄（現京都丹後鉄道）で西舞鶴駅まで、大人でも遠い通勤距離を通った。さすがにかわいそうと思われたのか、2か月後に天橋立駅に配置転換があり、通勤距離は半分に短縮されたという。

動員中の作業のつらさや通勤の厳しさより、終戦までの一学期間、学校での勉強がスポイルされたことが悔しくて仕方がなかった、と細井氏は振り返る。

同年、天橋立駅で作業中に終戦の日の玉音放送を聞く。

14歳という多感な年齢で、ひめゆり学徒隊のニュースをわがことと重ねて聞いていた。看護の道を志すほぼ同年代の女学生の壮絶な最期は、「戦争に対する憎悪と共に、命の大切さを考える大きなきっかけになった」と述べている。

戦後の日本は、飢餓や貧困、デマなどにより混乱状態だった。大人たちからは「アメリカ人が入ってきたら、女性は、汚されんように身を守りなさい。もしもの時は、自決するように」と教えられていた。

学徒動員で失った1学期間を取り戻さなければという焦りもあり、何よりも勉強しなければという気持ちもあった。母から「野口英雄や、福沢諭吉、新島襄はみんな外国にわたって勉強した」と聞いていた細井氏は、アメリカ兵が来ても言葉が通じれば困らないのではないかと思い、終戦の数日後に英語の本を買い求め、勉強したと笑う。

その時々の時代を読み、新しいことにチャレンジするたくましさは、その後の生き方にもつながっている。

看護婦養成所時代

終戦の翌1946（昭和21）年、15歳で国立舞鶴病院看護婦養成所に一期生として入学した。進学も勧められたが経済的な理由もあり、勉強ができて資格が取れる上に、全寮制で学費のかからない国立病院の看護学校を選んだ。幼少期にナイチンゲールの話を母から聞いていたこともあり、看護という仕事へのあこがれも皆無ではなかった。

元海軍の兵舎が看護学生寮で、起床、消灯、点呼など厳しい集団生活の規則に縛られた2年間だったという。

もっとも、1950（昭和25）年から新制看護婦の養成が始まるため、同看護婦養成所は当該学年だけで閉校になった。そのため教育内容は未整備で、旧海軍病院の衛生兵だった人たちが講師を務めていた。「多くの時間を、新しい病棟づくりのための労働に駆り出されてきたように思う」と細井氏は語る。

2　看護師として歩み始める

看護師初期

1948（昭和23）年に同看護婦養成所を卒業後、17歳で国立舞鶴病院に就職した。外来勤務となったが、ときどき防疫班に配置された。舞鶴港に引揚げ船が到着するつど、多くの戦傷者や満蒙開拓団として働いてきた家族たちが帰国したからだ。

病院から平《たいら》検疫所まで大型バスで迎えに行き、帰国者のノミやシラミの駆除のためDDTの散布などをして、感染症の有無を確認した上で病院まで搬送、それぞれの病室に案内する、という仕事であった。病院船が寄港すると重症者も多く、時には日本の土を踏みながら家族にも会えずに亡くなる人もいた。多いときは一晩に10人の遺体を霊安室に搬送し安置することもあった。

入院患者は、戦争のために傷ついた海軍兵が多かったが、みんな若く明るかったという。しかし引揚者の場合はさまざまで、意気揚々と軍歌を口ずさみながら下船してくるグループもあれば、栄養失調と不安感があらわなグループもあるなど、格差が見られた。

このことは細井氏が、国の政治や軍隊の権力、社会的な問題に対して関心をもち、考えるきっかけになったという。

国立病院であっても当時は食料が不十分で、食事は乾パンや藁が歯に挟まるようなパン、おかゆなどが主食の日もあった。若い患者たちも同様にひもじい思いをしていたのだろう、と細井氏は語る。なかには、ヤミ米を手に入れ、美味しいエンドウご飯を炊いて差し入れてくれた患者もいたというから、互いに心和む時間もあったのかもしれない。

当時の状況で特に印象に残るものとして、次のようなことがあったという。

「シベリア抑留から復員してきた両腕のない人のことです。新米だった私は、食事、排泄、整容など身の回りの手伝いをしていました。社会に復帰したらどうされるのだろうと常々思っていました。ある時、荷物の整理をしているると、その人が出征する朝に、家族と一緒に撮った写真が目に留まりました。真ん中に、日本刀を下げて立っている凛々しい彼の姿がありました。両腕がないため、白い病衣の袖をゆらゆらと揺らしながら笑顔で出会う彼とは全くの別人でした。写真を見ながら、この人を迎えるご両親の気持ちを想像し、そしてこの人の、これからの長い人生を考えました。涙が溢れ、その場から逃げるようにして離れ、泣きました。言葉にはできないほど、若い私には大きな衝撃でした」

これらの経験を通して、患者一人ひとりがもつ運命や人生の重みを感じた、と細井氏は振り返っている。

祖父からもらった心

細井氏の祖父は、70歳を超えた頃からいまでいう認知症的な行動が増えてきて、自宅で寝たり起きたりするような生活をしていた。

看護師になった後、定時制高校に通っていたある日、鞄や辞書がほしくて母に経済的な援助を求めたが、聞いてもらえなかった。それを知った祖父が、そっと紙包みをわたしてくれた。開けてみると、きれいな柿の葉が1枚入っていた。「これで本を買いなさい」と言いながらなぜこんな柿の葉を……、と不思議に思った。そのことを母に告げると「おじいさんはボケとんなるでなー」と教えられた。そのとき感じたことを細井氏は次のように述べている。

「こんなになっても、おじいちゃんはおじいちゃんだと思った。不確かな認知状態のなかで、私のことを一生懸命考えてくれたんだと思った。祖父の優しさが伝わってきたということですね。愛情って目には見えないけど、それを信じるということによって、自分が慰められている、癒やされるということを、自分自身で確かめることができました」

記憶や判断に揺れが生じても、それまでと同じように気にかけて愛情を注いでくれる。そのような祖父の姿を見て、「たとえ衰えたとしても、その人が変わってしまうわけではない」との思いが育まれ、細井氏のその後の認知症の人に対する理解と洞察へとつながっていると考えられる。

精神科閉鎖病棟

新卒の看護師として外来、外科病棟、内科病棟を経験して2年目から精神科の病棟に転属になったが、そこは玄関に鍵のかかる閉鎖病棟であり、ほとんどの患者が扉に閂《かんぬき》をかけられる個室で生活していた。細井氏は、やむを得ない病状や事情があるにしても、患者がそこまで自由を奪われることに疑問を感じていたという。

そのなかに、歌の好きな40代の統合失調症の女性患者がいて、外で自由に歌いたいと希望した。それを聞いた細井氏は夜勤の日の夕方、ほとんどの部屋の閂を外して患者を部屋から出し、中庭に出てみんなで歌うことにしたという。当時は引き揚げてきた患者も多く、その女性患者のリードでロシア民謡を高らかに歌った。若い患者に付き添っていた母親が、中庭に椅子を並べるのを手伝ってくれたと振り返る。

しかし、何度かそんなことをしているうちに婦長に見つかり、「何かあったらどうするの」と強く叱られた。

「でもね、問題や事故なんて何にも起こらなかった。みんな楽しそうに歌って笑っていました。快適なときに変な行動なんて出ませんよ」
と細井氏は振り返る。また、夜間眠れない患者たちを詰所に集めて、みんなでお茶を飲み、お菓子を食べて過ごしたこともあるという。

看護師になってまだ日も浅く、10代の怖いもの知らずであったかもしれないが、自由を妨げられることに対する患者の気持ちを考えるとき、その当時の病棟の対応が、本来の医療や看護であるとは考えられないと反発していたのだと思う、とも語る。

細井氏は、自由を制限する程度や態様に対して率直な疑問を抱き、同じ人間としての患者たちに真っすぐな気持ちで向き合っていたのであろう。人権や尊厳というような原理原則ではなく、むしろ患者の心の安らぎを大切にする感性と実行力を、その頃から持ち合わせていたと感じさせるエピソードである。

GHQによる再教育

その後、さらに1年ほど勤務した頃に、GHQ（連合国軍最高司令官総司令部）による再教育を1年間受ける。その指導のもとに医学書院から発行された戦後最初の看護学の教科書（表紙の色から通称「赤本」）がわたされ、研修会に参加した。

看護婦養成所時代のものに比べて、生活援助に関する項目が含まれており、戦後社会の安定とともに、新しい看護の時代の到来を感じたという。このGHQによるアメリカ式の看護の導入が、その後の日本の看護を大きく変化させたと述べている。

結婚、出産を経て京都へ

ＧＨＱによる再教育を受けた後すぐに、19歳で駆け落ち同然の状態で結婚し、舞鶴病院を退職する。１９５１（昭和26）年の３月であった。しばらくは敦賀で生活するものの、当時は戦後の思想統制が厳しい時代であり、細井氏の住むアパートにも官憲が入るというようなこともあったらしい。やがて、福祉事務所の紹介で家政婦会の仕事に就く。しかし間もなく妊娠したため、再び福祉事務所と相談のうえ、事務所を介してようやく父親と和解する。その後京都で家を借り、出産の後、１９５３（昭和28）年から京都市南区にある九条診療所に勤めることになる。

２年ほどして夫が肺結核から肺膿瘍に罹患したため、感染を恐れて子どもを両親に預けることとなる。細井氏も九条診療所を退職し、その後は大阪、東京・慶応病院、三重・県立高茶屋病院などを転々としながら、自ら「放浪期」と呼ぶ３年ほどを過ごしている。

丹後中央病院

細井氏は26歳頃の１９５８（昭和33）年、子どもの小学校入学に合わせて故郷に戻っている。それをきっかけに、地元から近い峰山町（現京丹後市）にある丹後中央病院に就職。病棟主任や附属准看護婦養成所の教務主任に就任し、１９６６（昭和41）年８月まで勤めている。

現場の経験を積んで一番脂の乗った頃であり、いわゆる中堅看護師として充実した日々を過ごす。その頃の印象に残る出来事として、外科病棟での次のような出会いを挙げている。

一人目は、胃がんの手術を受けた女性患者である。普段から気難しくて心を開く様子がなく、どの看護師が声をかけても拒否的な態度で、ケアを受け入れようとしなかった。
術後2日目に細井氏がこの女性を夜勤で受け持った際も、不安や疼痛を和らげようと体位の変更などいくつか提案したが、どれも受け入れてもらえなかった。しかし、女性の表情には苦痛が見えたため、細井氏は恐る恐る両手を腰の下に差し入れてみた。

すると女性は腰を浮かせ、自分がどうにかしたいと思うほど苦痛になっている部位に迎え入れようとしているのが感じられた。間もなく女性は背中の痛みを素直に訴え、ようやく心を開いてもらえたと感じたので、中腰のまま10分以上も支え続けた。

その後、彼女は心を開くようになり、ほかの看護師からも「気難しい人」という声を聞かなくなったという。

二人目は、がんの再発で再入院が決まっていた患者である。その患者を病院玄関で迎えたときのことを、こう述べている。

「『細井さん』と言って声を掛けながら、『あなたがおんなるかしら、おんなったらいいなーって、娘と言うとったんです。おんなって本当によかったです』と言って抱きついてきてくれはったんです」

おんなったらうれしい、その言葉がいま

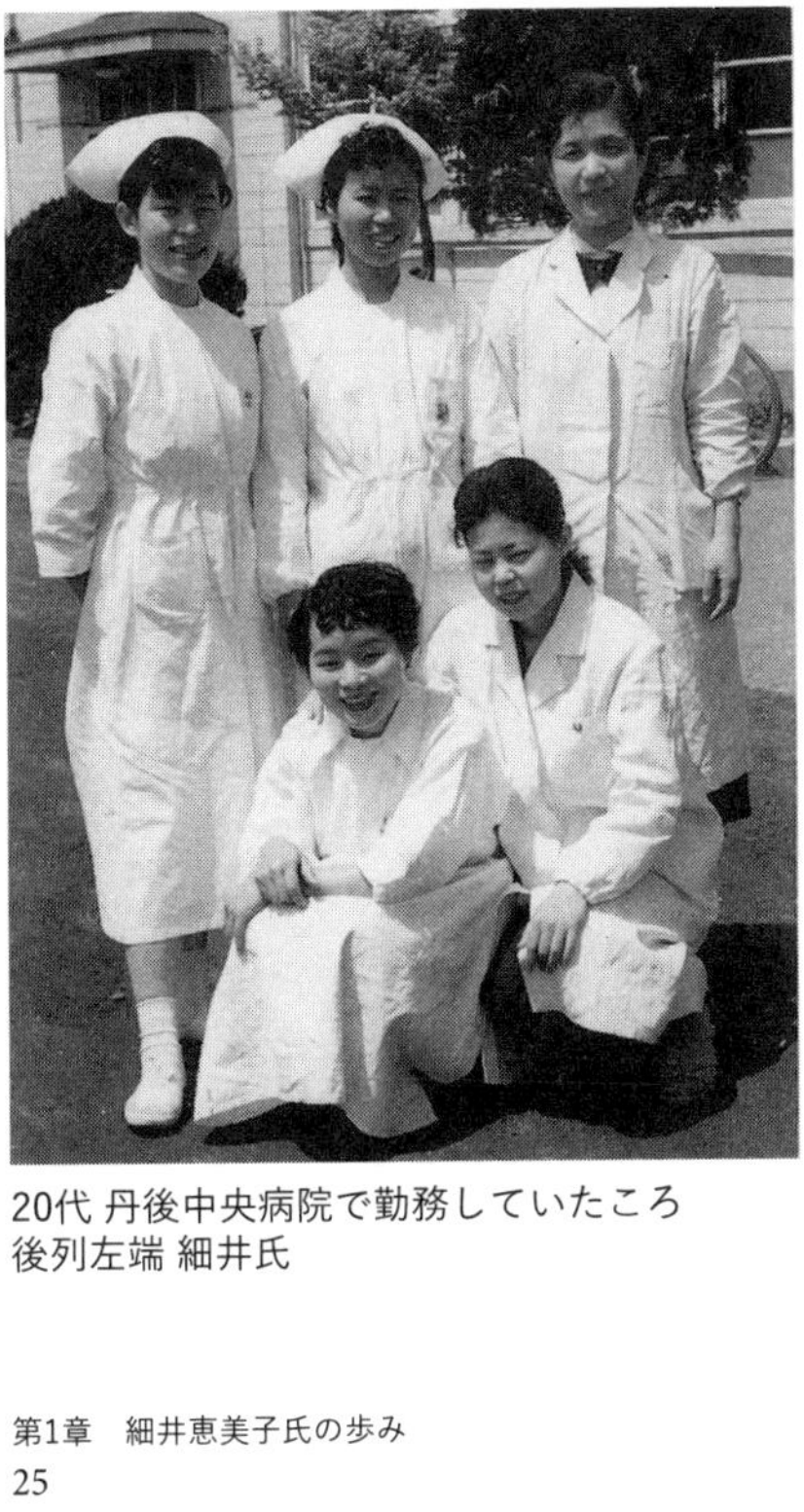

20代 丹後中央病院で勤務していたころ
後列左端 細井氏

でも忘れられないくらいうれしかった、と細井氏は話している。

これらのケースは、いずれも看護の力を感じるきっかけになったものであり、常に患者の傍に寄り添うような看護を実践してきた細井氏と患者とのやり取りが垣間見えるエピソードである。

1964（昭和39）年からは、丹後中央病院の附属准看護婦養成所の教務主任に就任し、後進の育成指導に従事する。しかし教育者としての資格はないと考えて3年後に退職し、都会に出て勉強したいという思いを抱いて京都に向かうこととなる。

三輪自動車の購入

30歳を過ぎた頃に三輪自動車（ダイハツ・ミゼット）の中古車を購入し、自ら運転して出かけていたという。その時代に女性が運転免許を保有し、自家用車を持っていることもめずらしかったという。何にでも挑戦するというその気風を、このようなところにも見ることができる。

3 京都南病院時代

京都南病院

看護師としてのキャリアを大きく変えたのは、1967（昭和42）年36歳のときに就職した京都南病院であろう。その頃、京都南病院は地域医療に向き合う多くの先駆的な医師が集まっていて、そのなかで細井氏はその手腕を遺憾なく発揮し、新しい試みに精力的に取り組んでいく。

京都南病院の前身は１９５０（昭和25）年、京都市上京区に誕生した仁和《にんな》、白峯（現、堀川病院）、待《たい》鳳《ほう》各診療所である。これらの診療所は、まだ健康保険制度も不完全で生活が貧しい人々は医者にかかること自体が困難だった時代に、地域の医療に取り組んだ医師たちが設立したものである。

その後の１９５４（昭和29）年３月、京都市下京区、南区などを中心に地域住民や労働組合などの募金によって設立された医療法人京都民主医療連合会（民医連）京都平和病院へと変遷する。

そして１９５９（昭和34）年10月、京都平和病院・内浜診療所と伏見診療所は社団法人京都保健会（民医連により１９５５年に結成）を脱退し、翌１９６０（昭和35）年５月に医療法人健康会を発足、南病院と改めた。１９６６（昭和41）年８月には、新しい南病院が現在地に開設されている。１９７０年（昭和45）年２月南病院を総合病院「京都南病院」と改称する。

１９９３（平成５）年11月に発行された京都南病院記念誌『40年のあゆみ　地域とともに』には、次のように記載されている。

「昭和43（１９６８）年４月、前総婦長退職。

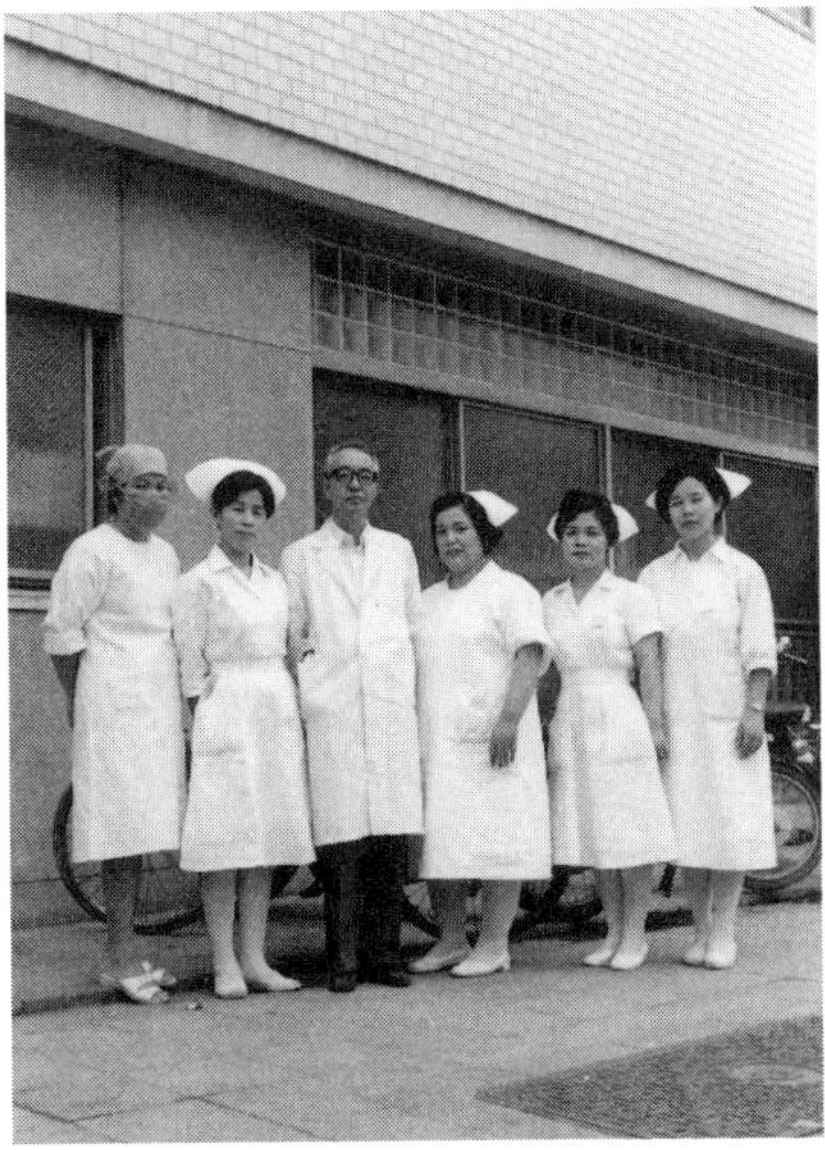

30代 京都南病院へ入職したころ
左から２人目 細井氏

細井恵美子氏がしばらく代理を務めた後、正式に総婦長に就任した。細井氏の総婦長職はこれ以後23年にわたり、当院の看護部作り・新しい設備導入や病院経営に大きな役割を果たすのである」

京都でこの時期に地域医療を行っていた病院といえば、堀川病院と京都南病院が双璧であろう。もとは同じ民医連の診療所が大きくなったものであり、どちらも地域住民のための医療を展開していた。

京都南病院の総婦長に

京都南病院での最初の仕事は、1968(昭和43)年5月の基準看護(健康保険法の規定に基づく保健医療機関の看護要員数に関する基準。2000年の改定によって入院基本料に包括された)一類の認可に関わることであった。前年に就職したばかりであったが、すぐにその手腕を買われ、基準看護認可の書類作成などに関わり、認可一か月前の4月に総婦長に任命される(なお、本稿では「総婦長」「婦長」の呼称について、当時の職名をさす場合はそのまま使用する)。

そのときの現場の反応に関しておもしろい逸話がある。看護師詰所の壁に「看護学校へ帰れ」と書かれた張り紙があったというのである。細井氏は、これを「臨床より教育向き」との自分へのメッセージ程度に解釈し、意に介さなかったというが、入職して日も浅い、36歳という若い新総婦長への反発があったのであろう。

一方、当時の京都南病院での事務長経験者2名(竹内正三氏、石原良次氏)の印象は「常に一生懸命立ち向かう」「全体を見る力があった」「感情的にではなく落ち着いて対処した」というものであり、「そういう人にはみんながついていくでしょう」と語っている。

実際に、何事にも自ら率先して真摯に向き合う細井氏の姿に、当初反発していた看護師たちの心も動かされたであろうと容易に想像できる。やがて、看護部は細井氏を中心にまとまりを見せ、全員がさまざまな取り組みに協力しながら職責を果たしていったのである。

50年の時を隔てた後、当時の看護師たちは細井氏の米寿を祝う会に揃って駆けつけている。

京都南病院の理念

京都南病院では、地域の誰もが適切な医療を受けることができる病院をめざして、24時間の診療体制を取るとともに、在宅医療をも充実させていた。

その一方で、病院にある図書室を一般住民に開放し、講堂を利用した年少者向けの「子ども図書館」を運営するなど、病院における種々のボランティア活動を通して住民交流の場を提供し、地域社会に開かれた病院をめざした積極的な取り組みをしていた。

このような背景には、地域医療に向き合う医師の熱意のみならず、病院の経営面を支える事務方の協力があり、医師とともにめざすべき方向を見失わなかった看護師たちの存在がある。

京都南病院には創設当初から、全人的な医療をめざすという大きな理念があり、それを行動に移す上で、「みんなのかかりやすい病院」「よりよい医療をめざす病院」「社会の進歩に役立つ病院」という3本の柱を謳っている。

細井氏は、「よい医師がいるからあの病院で診てほしい、という声はよく聞くが、看護がよいからという声は聞いたことがない。したがって、看護の専門性と主体性を社会にアピールしたいという気持ちから、『何時でも何処でも誰でも安心して受けられる看護』『安全でやさしい看護』のスローガンを掲げて、看護部をまとめていきました」と語る。そこには「看護がよいから、あの病院に入院したい」と言われたいという思いが込められていた。

1985（昭和60）年に細井氏が著した文献には、「過去に我々が貫き通してきた、24時間いかなる急病にも対応するという診療体制、患者が発生すればどこへでも出かけていくという姿勢、人種や貧富、老若男女を問わず、必要に応じて適切に対応するという当然の姿を、これからも求め続けていかなければと考えている」と記している。

看護師が聴診器を持つ時代の先駆け

総婦長就任後、細井氏は医局の医師と同じテーブルで話がしたいと申し出て、医師が行うカンファレンスに参加するようになった。1969（昭和44）年から急性期重症疾患医療と看護に対応する勉強会を医師といっしょに始めた。

ある日、循環器疾患の医師から、「聴診器で心臓の音を聴けないようでは、重症病棟の看護師には向かんよ」と言われて、すぐに循環器病棟の看護師全員に聴診器を購入させた。以来、京都南病院では看護師が聴診器を持つようになったという。

その頃、聴診器は医師のみが使用し、血圧測定も医師の業務として診療報酬が定められていた。実際、看護協会などの研修会に参加した看護師から「聴診器を持つなんて、医者でもないのに医者のまねごとをして」と言われたとの報告を受け、憤慨したと振り返る。

日野原重明氏（元聖路加国際病院名誉院長・理事長）が1980（昭和55）年頃から、看護師も聴診器を使用しバイタルサインを測ることができるようになることを推奨したが、それよりも早く、京都南病院の看護師は聴診器を扱えるようになっていたことになる。そしてそれが、この後に展開される訪問看護や人工透析の看護に役立ったことは想像に難くない。

人工透析の開始

日本の透析治療の歴史は1967（昭和42）年、日機装が広島大学、新潟大学の医学部付属病院にMR社の人工腎臓装置を納入したところから始まっている。

京都南病院では、その2年後の1969（昭和44）年10月には人工透析が開始されている。当時、細井氏とともに京都南病院で庶務部長として働いていた竹内氏は、次のように振り返る。

「大学生が泡を吹いて亡くなった。で『透析があれば』と森孝雄先生が言われて、前後して、透析ができたらええやろうなー、と思われる患者さんが何人かおられたんですよ。そこで、私と細井さんで『先生やりましょう』と言うて。で、森先生は、ごく小規模でやるつもりやったのが、名古屋の中京病院がそれをやっているということで、『とにかく一回研修に行こう』ということになった」

このときのことを、細井氏は次のように語っている。

「透析始める前に、こんな民間の小さな病院で透析を導入するかどうか。ものすごく負担かかるし、職員にも、病院にも。透析は、一旦踏み切ったら途中でやめることはできないですから、どうかなって、悩み、激しいディスカッションがあったんだけど。そんなときに、大学生が泡を吹いて死んでいったんです。24〜25歳の青年。私は森先生といっしょに最期を看取った。そのすぐ後に、40歳ぐらいのご婦人が、それこそ、これからという子どものことを心配しながら亡くなられた。それで踏み切れたんですね。

透析が始まってから、森先生から『あの青年も、あの奥さんも、死なずに済んだのにね』って一言。『もうちょっと早く、自分たちが決断していたら』って言われたときは、私もウワッと泣いてね。ほんとに、自分たちの決断が遅くて、命を奪ってしまったように感じたんです」

夜間の透析を始める

透析医療は当時京大病院などで実施されていたが、民間病院での実施は先駆的であったと思われる。それに加えて京都南病院では、夜間透析を実施することになる。そのときの様子について、先の竹内氏はこう振り返る。

「その頃は、透析そのものが始まったばっかりで、週3回とか長時間とか、透析効果の検討の度に話し合われ、いろいろあったんですけども、患者さんの生活面も考えようと、長時間透析を導入、一晩かけて12時間透析を週2回行う。透析の翌日は、職場に戻り働いていただく。少数派やったんですけどね。短い透析を週3回やるほうが医療費収入から見ればうんといいんです。病院の経営のためにはええんですけど。働けなくなると、患者さんの生活が大変になる、生活が成り立たないでしょう。で、そのためには、夜間透析も必要ということで、だから、兵庫県の警察官が透析のために通って来ていましたよ。わざわざ京都南病院まで通って来て、透析して次の日は病院から職場に出勤していた。その人の職場には、透析受けてることを知らない人がいたそうです。我々は、患者さんの生活のサイクルに根差した透析医療をやっていたんです」

このように、患者の日常の行動サイクルに配慮した方法を採用し、患者を通常の生活人として捉えようとする姿勢も、また特筆すべき点だと言える。

透析は現在でも患者にとってつらいものであるが、初期段階の未発達な治療法に伴う患者の不安や苦痛はいかばかりであっただろうか。夜間の透析中に全身の耐えがたい痛みに苦しむ患者の傍らには、苦痛から解き放そうと願う看護師が寄り添っていたという。

4 訪問看護

訪問看護に備えて

１９７２（昭和47）年からは訪問看護を開始する。制度はおろか前例もほとんどないなかで手探り状態での試みであった。

看護をまだ必要とする患者に、どうすれば安心して自宅に戻ってもらえるのか、主治医、看護師はもちろん、理学療法士、栄養士、ケースワーカー、医療事務、病院の運転手まで、患者に関わるすべての職種が話し合いを繰り返し、検討を重ねたという。現在の退院前カンファレンスを越える多職種連携が行われていたのである。

その検討には、細井氏らしい冷静な視点も含まれている。たとえば、通常の病棟看護業務についてのタイムスタディを行っている。すなわち病院内で、一日につき看護師が一人の患者にベッドサイドで直接看護する時間を具体的に調べた。その結果、検温などを含めて20～30分であった。そこから、訪問看護に要する時間は1時間あれば大丈夫だろうと判断したという。

訪問看護の開始

最初に対象となったのは、72歳の脳卒中後の患者であった。家族は「そんなことは家ではできへん。こんな寝たきりのじいさんを。家内もパートに出るし、自分も働きに行くし、子どもはまだ5年生と3年生や」と抵抗を示す。そこを「試みに、もし駄目だったら、また入院してもらうから、いっぺん帰ってもらいましょう」と説得した上で、ようやく初めての訪問看護がスタートした。

先のタイムスタディの結果にもとづき、だいたい11時半から12時半までの1時間訪問し、清拭、食事介助、排泄の処理、口腔内のケア、シーツや寝巻きの交換、水分補給などの必要な看護を提供した。

初めの2週間ほどは、家族もまだ自宅での介護に拒否的であった。費用はすべて病院の経費としていたが、せめて車代として500円を家族に求めたところ、「看護師に500円も払えない」と怒られたという。

それでも根気強く訪問を継続した結果、一か月後には「医者より看護師のほうが値打ちあるわ」と、やっと家族に受け入れられ、500円の車代も必要時には受け取ることができるようになった、と細井氏は振り返る。

わが国の訪問看護の歴史

ここで簡単に、わが国における訪問看護の歴史を振り返りたい。

わが国の訪問看護事業の原点として、同志社大学創設の祖である新島襄が１８８６（明治19）年に創設した同志社病院と京都看病婦学校による巡回看護婦の養成を挙げることができる。新島襄は創設の当初から、巡回看護婦の養成をめざしていたといわれている。

京都看病婦学校では１８９２（明治25）年、看護学生の教科カリキュラムに新しく「巡回看護」が加えられた。その実習として、貧しい病人家庭の訪問看護が実施されたのである。

そして翌年7月には、卒業したばかりの6期生の岡本いねが、平安教会に伝道看病婦として採用され、教会を背景に地区の巡回看護にあたった。同志社女学校の教師であったミス・デントンは、訪問カバンをはじめとして必要な用具を贈って激励協力したと伝えられている。

ただ残念なことに、当時の院長であったベリーの離日や経済的基礎の不安定さから、この訪問事業は発展することなく消えていった。

ほぼ同時期の１８９１（明治24）年、桜井女学校の一期生である鈴木まさが東京の本郷で、「慈恵看護婦会」という名称で派遣看護を行っている。

１９２３（大正12）年の関東大震災後に急増した貧困層の医療需要に応じるため、その翌年より「済生会巡回看護事業」が臨時的に始まった。また同年、聖路加国際病院でも、母子保健を中心とした訪問看護事業が開始されている。

その後、公衆衛生看護婦事業が大阪や東京で活発になり、1927（昭和2）年には聖路加国際病院に公衆衛生看護部が設置されている。1930（昭和5）年には、社団法人朝日新聞社会事業団（大阪）が公衆衛生訪問婦協会を設立した。

1935（昭和10）年には「保健所法」が公布され、母子保健、結核、寄生虫対策などの保健活動が活発に行われる。しかし、それまでの巡回看護事業のなかで見られたような病人の看護は、保健師の業務ではなくなっていた。

主として高齢者を対象とした訪問看護については1971（昭和46）年、東京都東村山市で寝たきり高齢者を対象に訪問看護サービスが行われた。

京都南病院訪問看護の歴史的位置づけ

京都南病院は1972（昭和47）年から訪問看護を展開した。それは、病状が許す限りにおいて、患者に早期離床を促し、住み慣れた自宅環境での落ち着いた看護療養へと導くことでQOLの向上と社会復帰につなげることを第一の目的とし、併せて、長期入院患者の退院によって救急医療など病院の本来機能を強化するという、明確な企図のもとに行われたものである。

さらに、患者の年齢や疾患などを特に限定することなく、より広範な対象に継続して実施された訪問看護であったことから、ほかの先例にも増して先駆的であったと言うことができる。

なお、同じく京都で地域医療に精力的に取り組んでいた堀川病院も、翌1973（昭和48）年から訪問看護を始めている。

1974（昭和49）年には東京板橋区に訪問看護室が設置されるなど、訪問看護活動は全国的に広がり始めるが、そのようななかで京都南病院もまた多くの知見を積み重ねつつ、その取り組みを発展させていくこととなる。

在宅療養用具の貸し出し

前述したように、1970年代前半に本格的な訪問看護を行うこと自体が先駆的な取り組みだったと言えるが、これに加えて京都南病院では、在宅療養に必要な介護用具として、たとえばベッドやポータブルトイレ、酸素吸入器などを調達し、希望に応じて貸し出していた。

これはまさに、現在の介護保険制度で行われている福祉用具の貸与に相当するもので、この時期としては、極めて注目に値する精力的な取り組みと言える。

もっとも、実際には当時の京都南病院の財務状況で、大掛かりな貸与用具を調達することは容易ではなかった。これにまつわる事情について細井氏はこう振り返る。

「ベッドなんて、いまは介護保険で貸し出しができます。ところが、その頃は何もそういう制度はありませんから。お金もなくてベッドを病院で購入して、貸し出すということもできなかったんです。そこで、理学療法士の一人が、夜、お酒屋さんの横に積んである1ダース用のビールの黄色い箱、ありますやろ。それを幾つかもらってきて、それを縄でくくってつなぐと、ちょうど畳が一畳載るみたいな、そんなベッドができるんですよ」

「そういうふうなことをしながら、在宅で生活しやすいように工夫したりして、留置カテーテル、膀胱にカテーテルが入っているような場合には、ちょっと段差がないといけないでしょう。畳の上だったら、膀胱と同じ高さになるから逆流して、炎症や感染を起こしたりすることがありますから、感染を防ぐためには少なくとも30㎝ぐらいの段差が必要だということで、そのビールのケースに助けられたんです」

疾患ごとの看護計画の作成

1975（昭和50）年頃になると、京都南病院の訪問看護はさらに充実していく。

たとえば、脳神経科の患者を自宅に返すケースでは、時には家族を数日間の宿泊を兼ねて病院に招き、胃ろうの処置や気管切開部からの吸引方法のほか、必要な事項についての指導を行った。それまで自宅での生活など到底考えられなかった患者を、在宅療養へ円滑に移行させるための手立てが、ていねいかつ綿密に準備されていったのである。

その基本には、この頃に細井氏が主導して作成した、入院から退院までを見据えた疾患ごとの看護計画があった。そこでは、入院時の問診から入院中の観察事項、治療や検査における看護などについて細かく整理されている。

それには、患者や家族に対する指導内容も含まれている。特筆すべきは、退院指導に関するものである。自宅での内服薬の管理や食事の内容などの医療に関するものはもとより、日常生活や家事に関するもの、職業についての留意事項、そのほか自宅環境の整備など、多岐にわたる事柄について指導やアドバイスを行うことが記されている。

　さらには、保健所や関係医療機関、ケースワーカーや福祉事務所とも連携し、必要に応じて患者の勤務先への連絡まで行っている。

　このような、プロジェクトの一連の過程を効率的に管理するクリティカルパスの手法は、いまでこそ医療分野でも広く採用されているが、当時としては画期的なものであったと言える（219ページ資料参照）。

在宅療養部の設置と訪問看護の法制度化

　このように精力的な取り組みを見せる京都南病院であったが、訪問看護の開始当初は、院内に反対の声がないわけではなかった。

　一つは、必要な費用をもっぱら病院が負担するばかりのいわゆる「持ち出し」に頼っていたことにあり、職員のなかから経理運用に対する批判が沸き上がったのである。また、退院と自宅療養を勧めることが患者側の意に反するように映りがちであったため、「総婦長が患者を追い出している」などという誤解

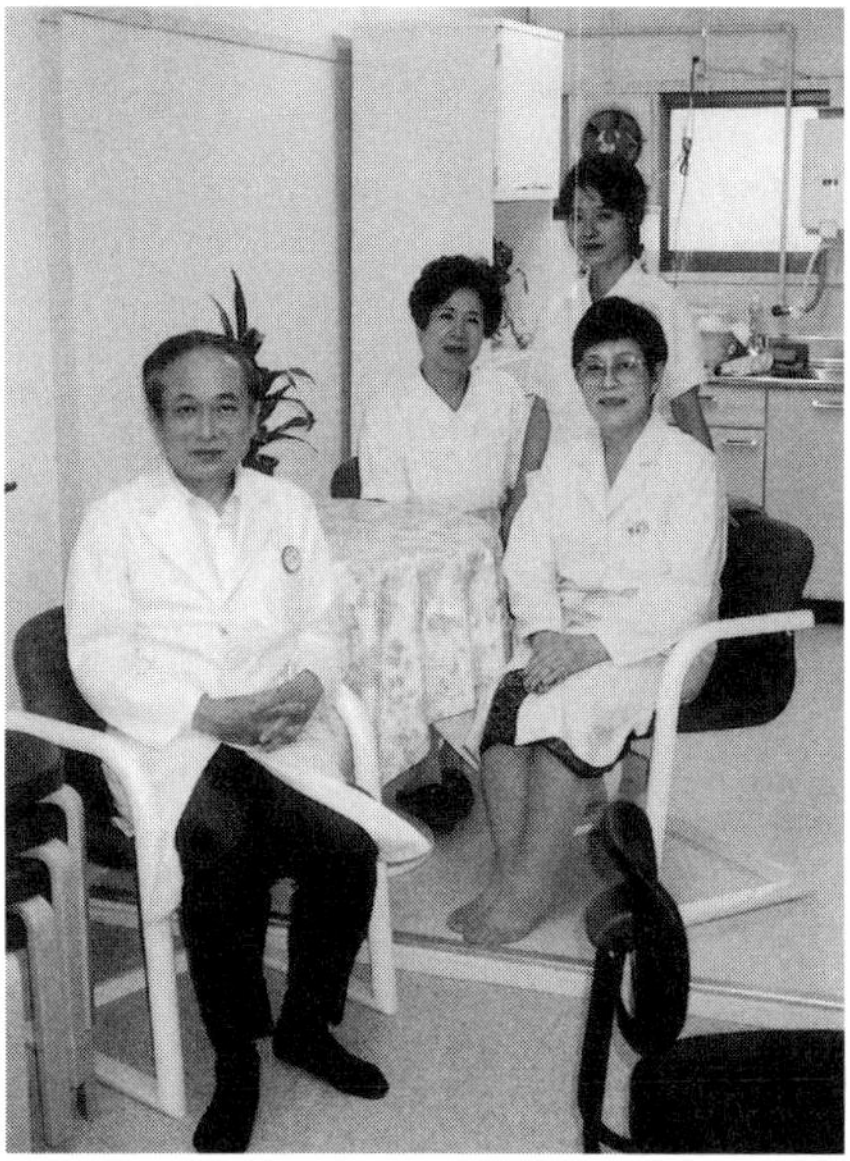

訪問看護ステーションのスタッフと
前列右端 細井氏

と非難を受けることもあったという。

しかし、そのような声に対するていねいで根気強い説明と、実際に感謝の気持ちを返してくれる訪問事例の積み重ねによって、やがて理解が得られるようになり、訪問看護開始から10年後の１９８２（昭和57）年には、病院内に新たな部署として在宅療養部が設けられた。

翌１９８３（昭和58）年には、老人保健法が成立し、医療機関による訪問看護に１回１０００円の定額給付が定められた。給付額は決して十分ではないながらも、誇りをもって取り組んでいた細井氏たちは、ようやく社会的にも認められたと喜び合ったとのことである。

そこから訪問看護ステーションの制度ができるのは、さらに約10年を要した後の１９９２（平成４）年である。これに先立つ１９９０（平成２）年に、細井氏は看護協会関係者とともに厚生省（現厚生労働省）に出向いて、制度化の早期実現を訴えている。その際には、活動実績の提示はもとより、訪問看護料算定に関する独自の試算を添えた具体的な提案も行ったという。

5　身体拘束をしない取り組み

身体拘束をしない看護

細井氏は１９７５（昭和50）年頃から、身体拘束をしない看護にもいち早く取り組んでいる。

あるとき、徘徊傾向のある入院患者がいて、医師から行方不明になりそうな患者には靴などに名前を書いておくよう指示されていた。病棟の婦長たちは、よりわかりやすいようにと、名前を書いた大きなゼッケンを患者の背中につけることにした。

もちろん、不用意な外出が事故につながることを案じてのことであろうが、それでも、廊下を歩くその患者の姿に、細井氏はとても悲しくなったという。そして、このように述べている。

「誰でもみんな自由にしたいと思うんですよ。それなのに、外へ出たらあかんとか、何かをしたらあかんとか制限してね。それは看護師たちの自己防衛になっているんです。それではいけない。それも身体拘束ではないかと。むしろ、徘徊しなくて済むような環境をつくってあげることのほうが大事なんではないかと、このときみんなで深く話し合いました。

患者の人権侵害は、安全のためという大義名分のもとで、知らず知らずに行ってしまっていることに気づかなければと思い、もっともっと考えないといけない。考える看護をしたいと思っていましたね」

『縛らない看護』の著者である上川病院の田中とも江氏が身体拘束の廃止に取り組んだのが1986年（昭和61年）頃であるが（吉岡充・田中とも江『縛らない看護』医学書院、1999年）、同時期またはそれより先に、細井氏も身体拘束をしない看護に取り組んでいたことになる。そしてこの逸話からは、少なくともこれに臨むべき態度や心構えについての示唆を得ることができる。

また、京都府身体拘束防止推進会議高齢者部会が2010（平成22）年3月に発行した『高齢者の尊厳に根ざしたよりよいケアの実現を目指して～身体拘束防止に関する事例集～』のなかに、細井氏は次の言葉を記している。

「私たち人間には言葉があります。見ることも、聴くことも、触れることもできます。そのうえ、愛すること、尊敬すること、信じること、優しくすること、人を癒し、慰め、褒め、励ますなどの多様な表現方法を持っています。私たちの持っているこのすばらしい天性を活かし、長年社会で活躍してこられた先輩達が、どのような状態になられても人としての尊厳を失わず、1日1日を豊かに暮らしていただけるように、プロとしての自覚と誇りを持ちたいと思います」

身体拘束をしないためには

一般に、身体拘束の問題は、医療・福祉の適切な措置のための必要性と、人権や尊厳保持の観点からの不必要性が対立するところにある。

介護保険では、「利用者又は他の利用者等の生命又は身体を保護するため、緊急やむを得ない場合には身体拘束が認められているが、『切迫性』『非代替性』『一時性』3つの要件を満たし、かつ、それらの要件等の手続きが極めて慎重に実施されているケースに限る」とされている。これは、身体拘束にまつわる多くの問題とその対策への多方面の努力が長年にわたって蓄積されてきた結果と言える。

しかし、現実にこれらのガイドラインなどが十分に成果を上げているとは、必ずしも言えないケースも想定される。

まして、そのような蓄積が少なく、身体拘束の問題に対する認識がまだまだ浅いものだったと考えられる時代にあって、細井氏たちはどのように「身体拘束をしない看護」をめざしていたのであろうか。次に、その姿勢をうかがわせる数例を見てみよう。

まず、末期がんの男性患者で、日に1～2回の痛み止めの投薬処置があるものの、強い痛みに苦しみながら激しく暴れていたという事例である。

このときは、精神的苦痛も強かったものと想像され、傍にずっと付き添って話し相手になり、マッサージを施すなどして、少しでも心の平穏を保てるような看護に徹したという。

また、精神科入院中に肺炎に罹患した18歳の少年の事例がある。精神疾患者の肺炎治療を引き受ける病院がほかに見つからず、当該病院長から細井氏に直接依頼があったので、京都南病院で受け入れたという。

ほかの入院患者への配慮のもと個室を用意し、余計な精神的混乱を避けるためにも、縛ったり投薬に頼ったりすることなく、翌日昼になって解熱し退院に至るまで交代で付き添ったという。

身体拘束に代替するべき実効性のある具体策を固定的・画一的なものとして求めるのは、決して容易ではない。これらの事例に共通することは、その場の静穏を維持するために患者を抑え込むのではなく、むしろ患者の心の静穏こそ重視すべきとし、その思いを届けるためにもできるだけ傍に寄り添って文字通り看病するという、ひた向きで地道な方策である。

縛られることで患者は恐怖心を抱き、さらに拒絶的に振る舞うようになるが、一番つらいときに傍にいてもらうことで安心感をもち、その後は落ち着いて過ごせるようになることを、細井氏は何度も経験したという。

そのような患者がいた場合には、いつでも総婦長室に連絡し、みんなで考えて協力するという体制があったからこそ、看護師たちはそれぞれできる限りの「身体拘束をしない看護」に取り組めたのではないだろうか。

6 活動の場を拡げて

京都南ボランターズへの支援

京都南病院では、現在の介護保険制度で行われているような在宅介護サービスの種目のほとんどを、同制度のスタート前から実施し、地域の人たちによるボランティア活動としても育ててきた。

それは、細井氏が京都ボランティア協会で講師をしたときの受講生や、京都南病院が後援する地域の住民組織である「南健康会」の会員によるものであり、「京都南ボランターズ」という野球チームのような名前をつけて活動してもらっていたとのことである。

その活動内容もユニークである。それまでの病院ボランティアのように配膳の手伝いやベッドメーキング、病院内の散歩などの患者に直接触れない活動だけでなく、入浴サービスや、訪問看護に同行しての療養生活者への介助なども行っていた。

もっとも、このような事故やトラブルのもとになりそうな活動を始める際には、現場の看護師からも反発が強かったという。そこで、看護部を率いる立場の細井氏が自ら教育・調整にあたり、京都南病院において重要な役割を果たすようになるまで成長させ、「京都南ボランターズ」には10年の間に100人以上のボランティアが登録されていた。

この活動について細井氏は後に、「申し上げたいのは、システムがなくてもシステムがあっても、めざすのは、誰のために何をどのようにしたいかということで、それを利用者さんと地域の人たちといっしょに話し合うことが、とても大切なことではないかと思っております」と述べている。

ボランティアが地域に溶け込んでいた様子を表す、次のようなエピソードがある。

「入院中の患者さんが、お餅を一つ食べたいと希望されるので、商店に買いに行くと、お餅は複数きちんとケースに詰めて売っています。患者さんのために一つだけいただけないですかと聞くんですが、お店によるとセットですと言って断られるんです。

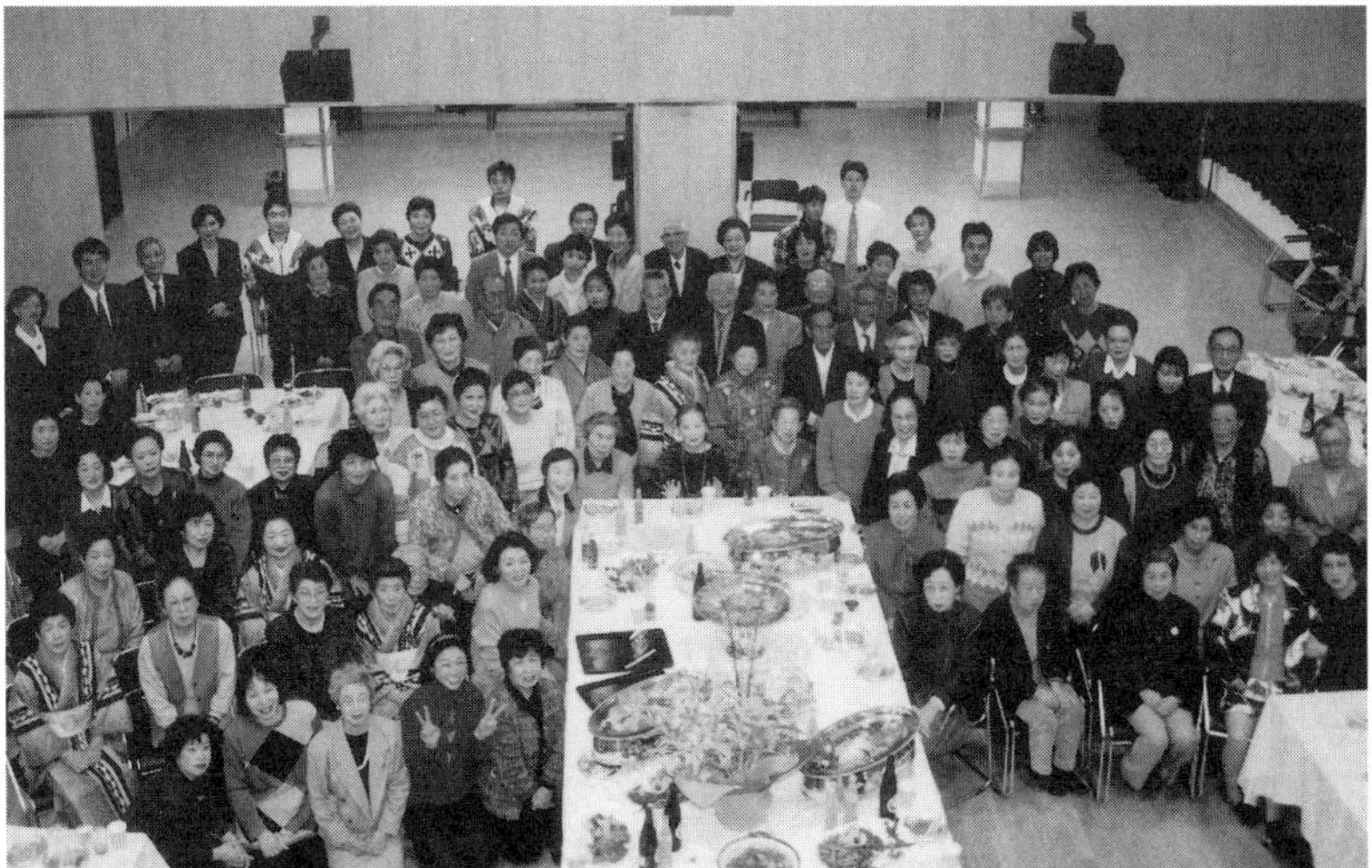

ボランティアのみなさんの集い

でも、ここの商店の人は『京都南病院のボランティアさんでしょう、ご苦労さん』と言って、わざわざケースから取り出して包んでくれはるんです、うれしいです」

ボランティアからそんな話が届き、感動したこともあるという。

大学の通信教育を受ける

細井氏は、京都南病院で総婦長として勤務する傍ら、1973（昭和48）年に佛教大学通信教育課程文学部国文学科に入学する。卒業論文は「徒然草の無常観」であった。その後、教育に関する資格の必要性も感じ、社会教育主事の資格を取得した。さらに1984（昭和59）年、同大学の社会福祉学科を卒業し、「医療と福祉の統合」というタイトルで、介護保険の世界を想定した内容の卒業論文を書いたという。

マスメディアを通じて

細井氏はこの頃から、テレビや新聞等のメディアでも発信している。

1983（昭和58）年2月に、当時の京都南病院長であった川合一良氏とともにＮＨＫ「福祉の時代」という番組に出演し、「老人とともに生きる医療」というテーマで、訪問看護や老人保健施設建設の構想などについて語る様子が放映されている。

ほかにも同年、医事評論家の中川米造氏、医療経済学者の西村周三氏らとともに、がん告知などに関する番組に出演している。

また、同年7月からの読売新聞連載記事「シリーズ　医療と福祉の統合」を執筆している。翌1984（昭和59）年1月からは「老いをみる」、1985（昭和60）年1月からは「からだにやさしく」というテーマ掲載で、同じく読売新聞にそれぞれ週1回のペースで1年間続いた連載記事を執筆している。その後も京都新聞に、「自分らしく老いるために」「老いを支える・公的介護サービスはいま」のテーマで連載記事を執筆している。

7 高齢者施設ぬくもりの里時代

介護老人保健施設ぬくもりの里開設

1987（昭和62）年の老人保健法改正で介護老人保健施設の設置が決まり、同年4月にモデル事業第1号がオープン、11月に厚生省（現厚生労働省）の老人保健審議会（現社会保障審議会）が施設設備基準、人員基準、運営基準を示した。

地域住民の生活基盤に根差した支援ができるような施設の設立を熱望していた細井氏は、すぐに開設準備に取りかかる。このくだりは、第4章の文献（189ページ）で確認されたい。

1989（平成元）年に介護老人保健施設ぬくもりの里が開設され、細井氏は副施設長と相談員を兼務する。併せて、同時期から京都府老人保健施設協議会副会長に就任する。

1991（平成3）年、定年を迎えて京都南病院総婦長を退任するが、ぬくもりの里の副施設長と理事は留任する。

介護老人保健施設ぬくもりの里のケア

介護老人保健施設ぬくもりの里では、開設1年目ですでに利用者の6割以上が80歳以上で、認知症の症状のある人が5割を超えていた。その日常を主に支えていたのは介護職であったが、細井氏はこれをライフエイドと名づけ、さらに看護師と色違いではあるが同じナースキャップとユニフォームを着用するように勧めた。

それは、今後ますます高齢者が増え、介護が重要な時代になることを見据えた上で、介護職の地位向上をめざし、看護職と同等に見るべきという思いからの取り組みであった。

ライフエイドには、社会福祉系の大学、短大、専門学校などの卒業生や、介護福祉士国家試験の導入（1987年）に合わせて福祉に関する基礎教育を修めた人を採用していた。

各ライフエイドは3～4人の高齢者を担当し、インテーク面接から、家族への聞き取り、退所指導に至るまで、責任をもって関わることが求められた。その一方で、毎週1回、施設長、医師、看護師、ライフエイドらによるケースカンファレンスを行い、みんなでケア方法について自由に話し合える環境のもと、ケアのスキルを高めることができるように工夫されていた。

なお、利用者のことをいつの間にか最も把握していたのはほかならぬ細井氏で、各担当ライフエイドは、しばしば驚かされたとのことである。その様子を、ぬくもりの里開設3年目に入職した藤井裕子氏は、次のように語っている。

「高齢や認知機能といういまの状態だけでなく、生活背景を捉えて人となりを見るってことを学んだと思います。見方が変わるとケアも変わります。いままで何を見ていたんだろう、何も見てなかったなと、細井先生の話を聞いて学びました。

私たちが問題と捉えてしまうような行動も、その人のこれまでの生活のなかでのそういう個性だと捉える、その人の生活そのものだと、細井先生はよく言われていました」

また、利用者が何か手のかかることを訴えてきたときなどに、援助側は不定愁訴やわがままと捉えてしまうことがあり、その希望をかなえる手立てが見つからない場合には、そのまま放置することも起こり得る。

藤井氏によると、そんなときに細井氏は「どうして聞いてあげられないの。そうしたら入所者さんも喜ぶのに」と諭して、希望をかなえる方法について答えは言わずに、「自分で考えてみなさい」と促すのであった。

そして、必ず数日後に「あの件はどうしたの?」と声をかけられ、適切な対応に対しては褒められたというが、そんなときも、実はすでに事の経緯を知っていたはずだ、と藤井氏は笑顔を見せて振り返る。

その藤井氏は、ぬくもりの里に介護職として8年間勤務し、一旦退職して、看護師資格を取得後、改めて京都南病院に就職している。自らの志望の実現に向けて勉強していた間も、常に自分のことを気にかけ、目を向けていた細井氏に対する思いがあったと、次のように語っている。

「細井先生は、入所者のことだけでなく、スタッフやその家族のこともよく知っていて、すべての人への心遣いがすごいんです。分け隔てないんです。それと、飴と鞭を使い分けて、それでやられる感じです。看護学校時代にも、何かあると相談に行ったんですが、『勉強が足りないから、あれこれ悩むのよ』と結構、辛辣に厳しいことをおっしゃるんですけど、帰り際にはお小遣いをくれはるんです。これで本買いなさいって。本を買ってしっかり勉強しなさいって。帰りにすぐ実習に役立つ本を買いました。余計なことに使っては罰が当たると思って」

この言葉には、後進を育てようとする師に対する率直な感謝の気持ちが表れている。

さらに藤井氏によれば、たとえ設備環境や人手にゆとりがないときでも、看護のやりようによって工夫できることがたくさんあるということを学んで、京都南病院の看護師はみんな誇りをもって働いていたという。そしてそれは、細井氏が根づかせた教えが基本になっていると語っている。

訪問看護ステーションぬくもりの里

1993（平成5）年2月には細井氏の長年の思いが結実し、訪問看護ステーションぬくもりの里が開設された。老人保健施設ぬくもりの里の隣地にあるアパートの一室を借りての開設であり、細井氏は所長を兼任する。ほかに2名の常勤、1名のパート職員の計4名の看護師が従事していた。

同志社女子大学看護学部の高齢者看護学実習での講義の際に学生から「心に残った看護」について問われたとき、細井氏は訪問看護での次の事例を挙げている。

「在宅で死にたいっていう最期の看取りをした患者さんです。病院は何で嫌かっていうと、看護師さんやお医者さんで時間が回っていると、患者のためとか家族のための時間がないと言われるんですよ。だから、その人は自分の家で最期まで看取ってほしいって。

でも、訪問すると息が苦しそうやし、『救急車呼んで病院に行きましょうか』って言ったら『もうここでいい』って本人も言われるし、介護をしている奥さんもそれは納得して。

いよいよ呼吸も途切れ途切れになって、下顎呼吸になる、肩呼吸、ときどき息が止まったりして、しんどそうなの。ほかの若い訪問看護師が『救急車を呼びましょうか』って私に囁くのですけれど、家族は嫌だって。『じゃあ、このままでがんばろう』って言ってね、ずっと傍で見守っていたんです。

奥さんは何をしているかというとね、台所に立ってお芋さんを煮るんですよ。で、『お父さんはコイモが大好きでしたから、最後に一口でも食べさせたい』って。もう、いま死にそうな人に。

そして、炊きあがったときにはもうね、ご主人亡くなっていたんですけれど、そのご主人の唇に『お父さん、あなたの好きなお芋さんですよ、美味しいでしょう』って、唇にいっぱい塗りつけてね、つぶしたお芋さん。

そんなふうに最期を見送ったということがあります。感動しましたね。やっぱり。人間は産まれるときも、普通は自然に産まれてくるし、死ぬときもまた自然に死んでいくんだなということを感じました」

ぬくもりの里5機能の一体的運用

介護老人保健施設ぬくもりの里の3機能（入所、ショートステイ、デイケア）を中心に、訪問看護ステーションぬくもりの里、さらに1992（平成4）年に開設された在宅介護支援センターを加えた5つの機能は、互いに補完しながら一体的に運用されることで、いわば地域の福祉・保健センターのような役割を担っていた。そして、その一体的な運用に伴う各施設間の連携のためにさまざまな工夫がされていて、なかでも毎朝の調整会議（ショートカンファレンス）が大きな役割を果たしていた。

この会議をコーディネーターとして運営していたのは、訪問看護ステーション所長と老健副施設長を兼任していた細井氏であった。会議には、老健の夜勤介護・看護職員、デイケア職員、ステーション職員、事務長、支援センター職員が参加し、それぞれの利用者のニーズに沿った援助が系統的に提供できるような環境をつくっていた。

介護老人保健施設ぬくもりの里に入所していた高齢者が退所する際や、新たな相談が持ち込まれたときは、ステーション所長である細井氏や支援センターの職員が自宅を訪問し、課題を把握した上で、高齢者本人や血縁者、地域の民生委員や行政機関などと相談し、毎日の介護計画を立てていた。

このような連携のもとに、現在の介護保険制度のケアプランのような、週単位の在宅介護計画書をつくり、訪問看護を含む在宅療養と老健のショートステイやデイサービス、さらには弁当配達などを利用しながら、その人に合わせた生活が継続できるように支援していた。

このことから、多職種連携カンファレンスや退所前の自宅訪問など、現在の地域包括ケアシステムを先取りしたような取り組みを、すでにこの時点で行っていたことがうかがえる。

グループホームぬくもりの里開設

1996（平成8）年には介護老人保健施設ぬくもりの里から1キロほど離れた場所にグループホームぬくもりの里が開設された。京都市の中心部にグループホームをつくったということで、新聞にも載り、北海道などからも見学に来るなど、さまざまな反響があったという。細井氏は当時のことを次のように振り返る。

「こんな都会の真ん中に、認知症の施設をつくっても大丈夫なんですかというような、愚問ですね。そんな話があって、本当にカッカした記憶があるんですけれども。『認知症といっても普通の人ですよ』とお話ししたことがあります。またご近所からは、『こんな家の近くに、お年寄りの施設ができたら、老臭が漂うんと違いますか』とか。小学校がすぐ側にあったんですが、校長が『子どもたちに年寄りの哀れな姿を見せたくないんです』って。校長がですよ、そんな時代だったんです」

山城ぬくもりの里

1999（平成11）年10月には、京都府山城町で総合福祉施設山城ぬくもりの里の設立に向けた準備委員会が立ち上がった。山城町の町長が特別養護老人ホーム（特養）を設立したいと京都府に申し出たところ、京都府から京都南病院が候補として推薦される。

細井氏もその準備委員会に参加し、2001（平成13）年4月に山城ぬくもりの里が開設されると、施設長と理事に就任した。

「山城ぬくもりの里」には、ほかの各施設にも共通する細井氏の思いにあふれた理念が掲げられている。その理念の骨子となるものには、施設の使命を確認して、人権尊重と生活の質の向上を図ること、そして身体拘束ゼロの介護をはじめ良質なケアをめざすことが謳われている。さらに、職員の資質向上と労働環境の確保、秘密の厳守、苦情や相談への対応などを通して、21世紀にふさわしい施設をめざすものとされている。

このように、開設当初から「身体拘束をしない介護」を理念の一つに掲げて取り組んでいたのである。特別養護老人ホームぬくもりの里の係長やケアマネジャーとしての実務経験を経て現在は施設長を務める松下智子氏は、当時のことを次にように語っている。

「私も前の特養に勤めていたとき、つなぎ服も使っていましたから。弄便とかする人には、いたしかたないと。でも、細井さんはここでは身体拘束は一切しない、つなぎ服も使わないって。そんなことをしたら人権は守れないって。はじめから一貫していましたね。でも、はじめは私も、わかるけど、じゃあどうするのって思いました。

すると『なんで弄便するのか考えたらいいですよ、気持ち悪いから触るんでしょ。何でも理由があるんです。その人の立場に立って考えましょう』って。それを聞いて、ああそうだなと。私も特養で働いているとき、車椅子にくくられているお年寄りを初めて見たとき、ぎょっとしました。それを思い出しました」

山城ぬくもりの里は総合施設であり、特養以外にもデイサービス、ケアハウスが同施設内に併設されている。そのため、各事業所の利用者が別のところに行ってしまうと困ると考えた松下氏は、各事業所間にある扉を閉めていた。

ある日「誰ですか、こんなところの扉を閉めて」と細井氏に指摘され、「自由にしてもらったらいいんです。いろんなところに行ってもらって、何の支障がありますか」とたしなめられたという。

「本来、入所したくなかった人もいるのだから、せめて施設の中では自由にしてもらい、自分の居場所をつくってもらったらいいですよ」との言葉に、「ああそうか、ここでは自由にしてもらっていいんだ。利用者もスタッフも勝手にしたらあかんって、自分で決めつけていたところがあったと気づいたんです」と松下氏は振り返る。

また松下氏は身体拘束について、次のような事例があったと話す。

特養で転倒・骨折したため入院治療の後に特養へ戻ったものの、歩行に不安があり認知機能も低下していて、再転倒のリスクが高いという入所者がいた。これは、多くの施設では4点柵やセンサーマットを使用して行動制限を検討するケースであると思われるが、ぬくもりの里では、そのような制限はせずに、スタッフが交代でずっと傍について見守ることにした。そのうちに、よく動けることが自然とリハビリになり、歩行も安定してきたという。

スタッフの負担は大きいが、入所者には、抑制される不安や恐怖心ではなく、傍で見守ってもらえる安心感があることで、よい結果をもたらすということを実感したという。

事業所の拡がり

その後、2004（平成16）年にグループホーム山城ぬくもりの里が、2007（平成19）年に涌出《わきで》ぬくもりの里が、2012（平成24）年に西木津ぬくもりの里が、そして2013（平成25）年には加茂ぬくもりの里が、それぞれオープンする。

また、2013（平成25）年には、木津川市の委託を受け、地域包括支援センター山城が開設されている。

2012（平成24）年、施設長職を現在の松下氏に引き継ぎ、細井氏は山城ぬくもりの里の顧問に就任した。

2009（平成21）年に山城ぬくもりの里に入職し、2012（平成24）年から西木津ぬくもりの里の所長を務める福井敦子氏は、細井氏を「信念の人」だと言う。

福井氏は、2002（平成14）年から京都府下のある特養で施設長をしていたが、ケアに迷いを感じて退職し、別の施設に勤務していた。その後、以前から京都府老人福祉施設協議会で親交のあった細井氏が、ずっと自分のことを気にかけていたと周囲から伝え聞いて、山城ぬくもりの里に就職した。そこで、細井氏が作り上げた信念を学び、ケアに対する誇りを感じることができたと語る。

あるとき、グループホームのスタッフが利用者に関わるミスをして、それを報告せずに隠したことがあった。そのことが後に発覚した際、福井氏が細井氏に報告すると、「あなたのせいよ」と言われたという。

スタッフのミスとその隠蔽の原因が自分にあると指摘された福井氏は、しばらく悩んでその理由を考え続けた。そして、「自分がミスを許さない雰囲気をつくっており、そのせいでスタッフがミスを隠したのだ」と、やっと気づくことができたという。いつも細井氏は答えを言うのではなく、自分で気づけるように考える時間とヒントを与えてくれたという。それにより自分を尊重してくれていると感じることができ、また勉強にもなったと語っている。

8　夢を追い続けて

認知症カフェや地域活動

ぬくもりの里では2013（平成25）年、高齢者が気軽に集えて肩肘張らずにコミュニケーションを楽しむ場としての「認知症カフェ」を開始し、その後5か所で展開している。

カフェには当初から30人ほどが参加していて、その関心の高さがうかがえる。認知症の本人、介護者、認知症について学びたい地域住民らが集まっているとのことである。カフェでは、医師の講義、介護経験者と細井氏の対談形式の講義、認知症に関する寸劇などが行われる。この寸劇のシナリオも細井氏が毎回作成していたという。

認知症カフェに初回より参加し、山城町の民生委員でもある平間笑子氏と中島綾野氏は、次のように語っている。

「先生方の対談では、地域の介護経験者の方が、認知症だった義理のお母さんの介護経験を話されるんですが、それがかなり悲惨な話なんです。で、聞いている人たちは、介護って大変なんやとズンと落ち込むんですが、それを細井先生が、大変じゃないようにどうしたらいいかとか、本人さんの気持ちなんかも話してくださって、その場の雰囲気を上げてくださるんです」

「寸劇もとてもわかりやすくてイメージしやすかったです。スライドだけとかより、ほんとわかりやすいです。また寸劇と、先生方の講義の後に、グループでディスカッションして、また、その感想を書くんですが、それを細井先生が毎回見てコメントくれはるんです。すごくていねいで勉強になりました」

先の福井氏によると、細井氏は職員にいち早く認知症カフェの必要性を指導しており、そのことが法人内5か所で展開できたことにつながったという。また、カフェや地域での勉強会のアイディアも、細井氏から提案されるという。

また、細井氏はかねてより「施設は地域のものである」と考えており、地域コミュニティーに貢献する活動を精力的にこなしてきた。いまもカフェには毎回参加し、認知症当事者、家族、地域住民とともに穏やかな時間を共有しているとのことである。

友人として

細井氏は、その住まいのある宇治市で月に一回開催されている認知症カフェに、開催当初から5年間、一度も休むことなくボランティアとして参加し、来店客にウェルカムティーを給仕している。

そのカフェに当初から参加している伊藤俊彦氏は、自身も認知症と診断されていたが、当事者同士が出会うことで、それぞれの能力を発揮し合えるような「場」の大切さを語り、そこでの当事者の姿から、認知症についての誤った疾病観を変えていくことをめざして、さまざまな場所で自らの思いを発信している。

伊藤氏とその妻の元子氏は、このカフェで細井氏と出会った。そしてその印象をこう語っている。

「とても有名な方なので、はじめは近寄り難いように思っていたのですが、すぐに仲よくなりました。当事者とか支援者という関係ではなく、普通の友人として、ブルーベリー狩りやタケノコ掘りに誘っていただき、いっしょに楽しんで、笑い合います。それがとても楽しいんです」

伊藤氏は、京都認知症総合センターの常設カフェ内に開設した、当事者同士の出会いの窓口「オレンジドア〝ノックノックれもん〟」で出会った他の当事者とともに、認知症の人がものづくりに取り組むプログラム「作業工房ほうおう」を開設し、製作した本棚を高齢者デイサービスセンターに納品したという。そのことが2019（令和元）年12月27日の京都新聞に取り上げられ、その記事を見ながら細井氏と笑顔で語り合っていた。

細井氏は、認知症の疾病観を変えることが重要ではあるが、10年先には、むしろ認知症という言葉自体がないようなノーマライゼーションの世界になることを願っていると語る。

それは、「人」を形づくる個性の一つとして認知症があるに過ぎないのであり、個性が異なることこそノーマルなのだとして、互いを認め合える世界を意味すると考えられる。

いまでも、講演などのやむを得ない場合以外は、認知症という呼称をあえて使用しないようにしているという。それは、偏ったイメージが独り歩きして否定的な意味合いのみが強調されることに、何ら得られるものはないと感じるからであろう。

認知症と言わずとも、「物忘れはいかがですか」「何か不都合なことはありませんか」などと問いかけることで、その人の状態を十分把握できると語っている。

人生100年時代の先駆者として

細井氏は88歳の現在（本稿執筆時）も、山城ぬくもりの里の顧問として週4回出勤し、各サービスを利用する高齢者に優しいまなざしで話しかける日々である。認知症による記憶障害で毎日施設に来ていることも覚えていない利用者が、細井氏の顔を見るとうれしそうに「先生、来てくれたん?」と声をかける様子を、筆者は何度も目にした。

また、ぬくもりの里が委託を受けている地域包括支援センターでは、介護予防事業「元気もりもり」が毎週金曜日に開催されている。細井氏はここにも毎回参加する。開始前の健康チェックでは、1969（昭和44）年頃に購入した聴診器を使って高齢者の血圧を測定する細井氏の姿がある。

ある日の「元気もりもり」で細井氏は時事ニュースを取り上げ、アフガニスタンで武装勢力に襲撃されて非業の死を遂げた中村哲医師のことや、元農水省事務次官の長男殺害事件の話題に触れながら、高齢者に講話を行っていた。

「元気もりもり」では、認知症に早く気づくことや

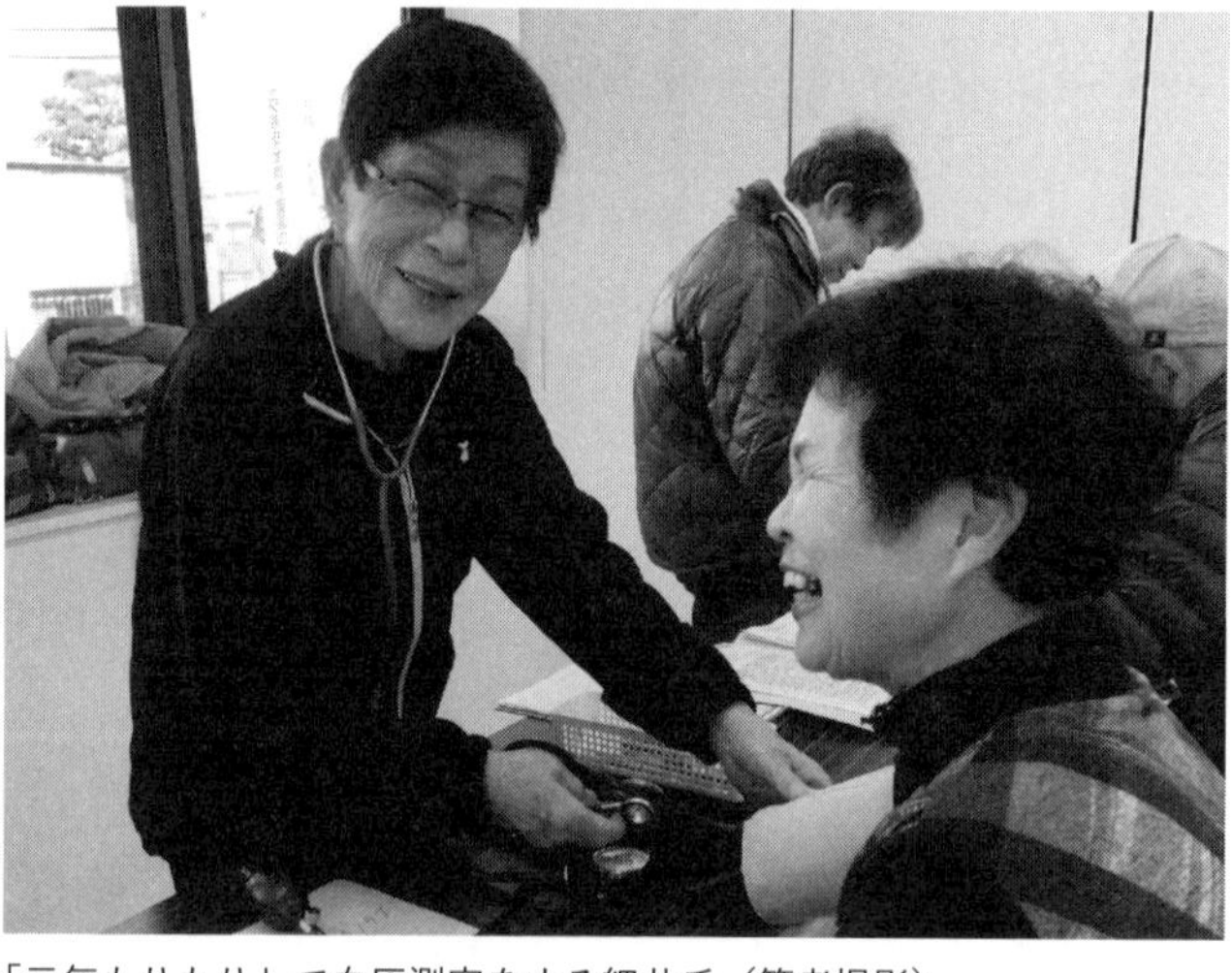

「元気もりもり」で血圧測定をする細井氏（筆者撮影）

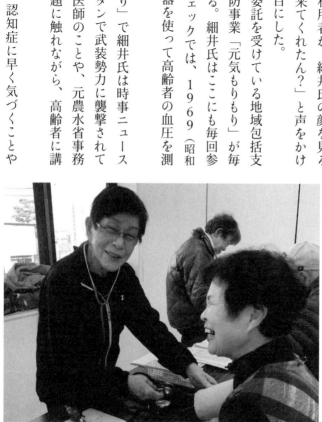

身体能力の維持、家から出て人と会話するなどを目標にしている。また、心理療法の一つである回想法的な話題を取り入れることや、ゲームや脳トレなどを実施している。

また、ほぼ毎回、細井氏がＡ４の用紙1枚にコラムを書いて配布している。２０１７~２０１８年には「細井恵美子の目指せ１００歳!!」というタイトルがつけられ、２０１９年からは「目指せ１１０歳!!」となっている。これには細井氏が読んだ本の内容や、身のまわりのちょっとしたことから、認知症のこと、昔の看護師時代の経験談などの話題が書かれている。

そのほかにも、普段から情報を得難くなりつつあると思われる高齢者が少なからず参加していることもあって、たとえば、お笑い演芸の鑑賞談や人工知能ＡＩに関する話題など、硬軟織り交ぜての題材を駆使して、いろいろな話題を提供している。これはすなわち、細井氏自身が多方面に興味をもってアンテナを張り、さまざまな情報を取り入れ続けていることにほかならない。

そして先述のように、５か所の認知症カフェ、４つの施設の行事や家族会には必ず出席し、また地域のさまざまな催しなどにも積極的に参加するという活動的な面も健在である。

これからもこれまでのように、地域、高齢者に寄り添いながら、10年先を見つめつつ、自分の頭と身体、心を惜しみなくフル活動させて、夢を追い続けるに違いない。

一回限りの人生だから

column

戦後間もないころのこと、Sさんという両手を腕から失った患者さんを看護したことがあります。ほとんど傷もいえ、お世話をするといっても食事を食べてもらうこと、排せつの準備と後始末、入浴の介助、身の回りの世話。多くのむごたらしいばかりの傷病者の中では、Sさんの存在は元気な人としてしか受け止められていなかったようでした。Sさんのお世話は、ほとんど新米の私の役割だったように記憶します。

やがて出身地の病院へ転院が決まり、Sさんの荷物を整理した日のこと、一枚の写真が目に止まりました。Sさんの立派な姿です。「三年前の私です」。その言葉に私はハッとしました。十分な医療が受けられずに、やむなく切断せざるを得なかった両腕、その傷口がいえたからといって、両腕が戻ってくるわけではないのです。無念の思いを秘めて多くを語らないSさんの心を思うと、とめどもなく涙があふれました。

それから三十年も過ぎたころ、片腕を失うほどの事故にあった青年が運ばれてきました。「傷口もよくなって後は装具をつけてリハビリを始める」、何気なくいう看護師の言葉に「よくなったとか、元気になってよかったとかいわないでね。これからのことを一緒に考える姿勢をどうか大切にしてちょうだい」と祈るような思いでたしなめたのでした。

Sさんの口にハシを運びながらも、一生懸命食べてもらうことだけしか考えていなかった幼い看護師が、あの日以来、目に見えない傷や、言葉にならない痛みを、少しずつくみ取ることのできる看護師になりました。白い病衣の両そでをひらひらさせながら去っていかれたSさん。〝一回限りの人生だから〟と、生きることの重さを教えてくれた人でした。

（からだにやさしく　読売新聞１９８５年）

どういう死を迎えるか

column

「明後日あたり葬式がある」……ほとんど寝たきりの父親がやさしく、どことなくさびしげな表情でそうつぶやいた。この二、三日見舞い客もなく、危篤状態の知人もしくは、隣人があるなどという話はほとんど耳にした記憶がない。娘は……ひょっとすると、父は自分の余命を数えているのかもしれない……そう思い、父親の言葉を打ち消すように「そんな病状の悪い人のことは聞かんけど」とかぶせるように言葉を返した。父親が娘に向けた問い正すような視線が、ゆっくりとカーテンとガラス窓を透過して遠くへ向けられた。その翌朝、父親の状態はにわかに悪化し、胸内苦悶（もん）と意識朦朧（もうろう）状態を繰り返し、次第に衰弱していた。「目の前が暗い」不安のために差し出す冷たい手先を温めたり、背中をさすりながら、娘は、父親ができるだけ苦しまず、母親のいる黄泉（よみ）の国へ旅立てるようにと祈った。「見えん、何も見えん」両手が娘たちの手を探し求めるようにして、空間で何度も円を描いたかと思うと、今度は、エネルギーのすべてを使い果たしたかのように、ぐったりと目を閉じ、弱くか細い息づかいになる。わずか三〜四時間の間に、このような状態を数度繰り返した父親は、大きな努力呼吸を一つ、娘たちへの最後の送りもののように、ニッコリとほほえんだ。自分の一生を自分自身で飲み込んでいくかのように、深く吸い込む最後の一呼吸だった。八十余年の命が終わった。その時、娘は偏屈で頑固であった父親のことを、どこのだれよりも立派でやさしい父親だったと誇りに思うことができた。三日後、言葉通り葬式があった。

在宅での死は、逝く人に対する愛情や惜別の思いを広げ、目前の一つ一つの変化や動きを印象深く心に刻んで過ぎていく。どこでどのように死を迎えるか、自分らしく生きていくための人生設計の一つにと思う。

（自分らしく老いるために　京都新聞1991年）

column

シリーズ認知症

細井のおすすめ

～脳の細胞は鍛えられる

ひとり暮らしは気ままです。

特に予定がなければ、テレビを見るか本を読んで過ごします。

しかし一応一週間のスケジュールを立てて、足腰の運動と、簡単な脳トレを毎日、雨の日以外は駅から自宅まで一キロを歩くなど心がけています。週一回整形外科に受診、半日がかりでヒアルロン酸の注射を受けます。

月に一日は家の中を整理したり土をいじったりして過ごします。

「脳の活性剤」は新聞の凡語欄などに、気の利いたことが書いてあると、それを声を出して読んだり、たまにはカレンダーの裏やいらない紙の裏に書き綴ったり……。

日曜日は、京都新聞のジュニア版「今週の英語ニュース」を声に出して読み、それを2回以上書写します。簡単なことですが、毎週繰り返しているうちにかなりの単語が頭に残ってきていて日曜日が楽しみです。

「脳細胞は、意識して頑張れば鍛えることができる」。テレビで、どこかの面白いドクターが得意げに話していたのを、丸ごと信じて、直ちに実行。

夜は一、二時間パソコンに向かい文章書いたり、知人とメールの交信……。「新しい文化についていけない」なんて言わせないぞ、と。

お勧めはこの意気込みです。ぜひ挑戦してみてください。

（元気もりもり細井恵美子の「目指せ１００歳」
２０１７・12・19）

第2章

愛・知・技

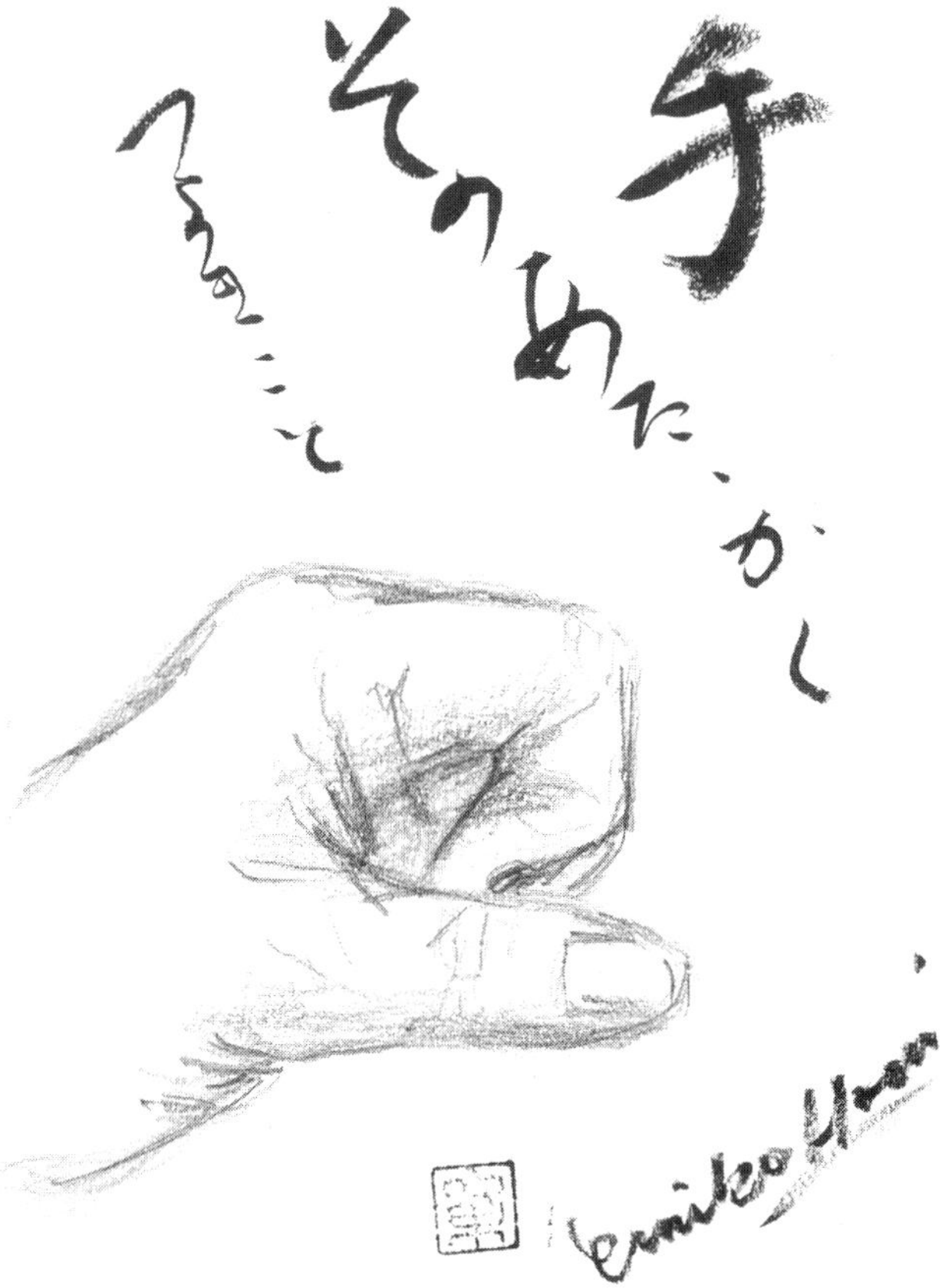

同志社女子大学看護学部看護学科は２０１４（平成26）年4月に開設し、２０１６年10月から3年次生の高齢者看護学実習を開始した。高齢者看護学では、さまざまな高齢者像に触れ、個別性のある看護の重要性や、高齢者のこれまでの人生や価値観を大切にする態度などを学ばせたいと考えている。そこで病院だけではなく、高齢者施設や介護サービス事業所などでの実習をさせたいと考えていた。

京都府内の施設を探すなかで、山城ぬくもりの里に依頼することになった。ここは、京都で精力的に高齢者ケアに携わっている細井氏が顧問をされている。依頼に行き、話をするなかで、豊富な経験にもとづいた高齢者ケアについて、学生にぜひ伝えてほしいとお願いしたところ、快諾していただいた。インタビュー（第3章）にもあるが、細井氏は「断らない」をモットーにされていたそうで、有難いことであった。

失礼ながら年齢的なこともあり、私たちはやや遠慮がちに1時間ほどの講義をお願いしたが、1時間半の講義を準備してくださった。学生といっしょに講義を聞きながら、経験によって裏打ちされた細井氏の温かくも鋭い洞察力からの話は、16人の学生と3名の教員だけで聞くにはもったいなく、これを伝えるすべがほしいと痛切に感じた。

この章では細井氏の講義から、今日の高齢者ケアに重要なトピックスに関する話を紹介する。まず、認知症ケアについての講義である。パーソンセンタードケアの話から始まる細井氏の認知症の方へのまなざしは、病からくる症状を含めてすべてをその人の個性と捉えようとするものである。

次に、虐待防止と身体拘束ゼロに関する講義である。病院や一部の施設では治療や安全のため、いまでもやむなく拘束が行われていることがある。人の尊厳を守るということを、教科書上での学びではなく感性で体得してきた細井氏の話から学ぶことは多いと思われる。

最後に、介護施設におけるターミナルケアについての講義である。人生の最期を、その人とその大切な人たちにとって、穏やかで満たされた時間にするための関わり方や姿勢について、具体的に述べられている。

なお、実際の講義では、1時間半の時間のなかに各トピックスを組み合わせて話をしてくださっているが、読みやすさを考慮して整理した。また、講義のたびにその内容は洗練され、より完成度の高いものになっていった。以前に聴講した学生からの質疑応答の内容を組み入れたり、その間の社会情勢や鑑賞した映画、演芸の話題等を含めたりなど、常に前向きな細井氏らしさがここにも表れていた。

1 認知症の人の声を聴き、思いをくみ取る
最初に人あり、人として向き合う

[1] まず「人として」

The Person comes first

心理学者のトム・キッドウッドさんが提唱する「The Person comes first（まず人が先）」という言葉があります。また、介護保険のケアプランの基本理念に「Person Centered Care（人を中心に置いたケア）」

があります。これらは、一人ひとりを個々のユニークな存在として理解してほしいということです。たとえば、勉強がよくできる人とできない人、実習の成績がよい人と悪い人がいます。でも、勉強ができる人が必ずしも実習でもよいとは限りません。実習がうまくいく人の器量、試験の成績がよい人の資質、それぞれを尊重したらいいと思います。

個々のユニークさがあるのですから、互いによいところを認めて、チームを組む、仲よくしていく、そうありたいと思います。

特に看護師は、患者をどうにかしようという考えよりも、いっしょに考えていく姿勢でいてほしいと思います。誰でも「人として」尊重されたいし、「人として」敬愛されたい。たとえ認知症になっても、言葉が出なくなり判断がつかなくなっても、これまで通り「人として」ていねいに接してほしいという気持ちがあることを忘れないで、これからの看護の道を進んでほしいと思います。

同志社女子大学看護学科の入学案内に、「命と向き合う、ゆるぎなき信念と良心」という言葉がありますが、私は「命」というより「人」を強調したいと思います。「人」のなかには命も生活も人生も含まれます。

そういう広い意味で、看護を勉強してほしいと思います。医療は治療や命に気持ちが行きがちですが、むしろ「人」という言葉を用いたいと思っています

命に関わるほどでない苦痛こそ耐え難い

大阪市立大学名誉教授の白澤政和先生の言葉に、「命に関わるほどでない苦痛こそ耐え難い」とい

うものがあります。

実は私も5年前、人間ドックで胃がんが見つかりました。担当医から「初期だから大丈夫」と聞いても、やはり実際に手術するまでは不安でした。術後は経過がよく、元気に元の状態に戻っています。しかし、その手術までがもやもやとして、不安は大きいものでした。

白澤先生のこの言葉は、そのことを指しているようです。そして、そんな心理面をサポートする看護が大切だと思います。しかし、経験が浅いとわからないところもあるので、いろいろな人の話を参考にして、どういうことに手厚い心のケアが必要かを考えてほしいと思います。

これまでの医療は、医学の技術や科学的な面で水準を高めていくものでしたが、それだけでは慢性疾患や高齢者の問題に対しては限界があります。つまり、高齢者には生活とメンタルのケアが大切であり、そういう意味で看護や介護はＱＯＬ（人生・生活の質）の向上に無限の可能性をもっていると言えます。

医師は、技術を一生懸命勉強していかによい治療をするかを考えますが、その傍らにいて看護師は、心と生活面で安心と希望がもてるように、力を発揮してほしいと思います。

［2］認知症の歴史

認知症の歴史を知る

まず、認知症の歴史を考えてみましょう。いまの「認知症」に変わったのは２００４（平成16）年です。その前は「痴呆」という名前でした。

「痴呆」という呼び方ができたのは明治の終わり頃です。それまでは「ボケ」とか「瘋癲《ふうてん》」と言われていたそうです。それではあまりにも侮蔑的だと気づいた精神科の呉《くれ》秀三医師が、「痴呆」という名前を提唱したとされています。

私は、1948（昭和23）年に看護師になりました。その頃は平気で何の疑いもなく「痴呆」という言葉を使い、看護記録に書いていたのをいまでも思い出します。そして、なぜそれが平気だったのか、自分の愚かさを振り返って虚しくなります。

人間はいつも、目に見えない時代の波のような大きなものに動かされてしまいます。自分をしっかりもって、物事を考えないといけないと思います。

日本で認知症の患者のことが非常に社会的な問題になったのは、1972（昭和47）年に出版された有吉佐和子さんの『恍惚の人』（新潮社）という小説です。義父の介護経験の小説化で、後に映画になりました。義父は重度の認知症で、ひどい嫁いびりをされたそうです。

この小説によって、それまで隠されていた認知症という病気が社会にアピールされ、当事者の苦悩や葛藤、そして介護することの難しさや苦しみが多くの人に共感され、一気に社会問題になったのです。

また同じ頃に出版された、大熊一夫さんという朝日新聞記者の『ルポ精神病棟』（朝日新聞社、1973年）という本があります。認知症の介護や医療が初めて社会に明らかにされ、日本の精神科病院の実態や認知症の医療を見直す大きなきっかけになったと思います。

昔の認知症ケア

昭和の終わり頃のある特別養護老人ホーム（特養）で、女性も男性もいっしょのお風呂に入っている写真が残っています。そんなことがあっていいものでしょうか。つなぎ服（身体拘束用の服）も当たり前のように使われていました。

つなぎ服は、いまでも着せている病院がたくさんあるようです。やむを得ないのかもしれませんが、拘束に関しては介護施設より病院のほうが遅れているところがあります。これはもっともっと看護師に努力してもらわないといけないと思っています。

［3］感情をケアする

認知症の土台にあるのは感情

いわゆる認知症状、精神症状の土台になっているのは感情です。感情が穏やかで、満足感、充実感があるときは、誰でも問題なく過ごせます。

興奮したり大声を出したりしているとき、不穏なときは何か不安があり、気持ちに揺れがあります。恐怖心や不信感を抱いたり、わかり合えない苛立ちがあったりする、そういうときではないでしょうか。

認知症の治療やケアの目標は、感情が安定した状態を維持して、穏やかに暮らせるようにすることです。

記憶という架け橋

記憶は、その人と環境をつなぐ架け橋です。認知症はもの忘れから始まりますが、不安、孤独、恐怖、反発、妄想は、自信の喪失によって、現実の世界がよそよそしく感じられることで起きるのです。

また、同じことを何度も話す利用者がいます。これは、自分の思いと現実がうまくつながっていないから、よそよそしく感じられるから、それを埋め合わそうと思って、同じことを繰り返すのではないかと思われます。

ある夫婦の事例です。妻がアルツハイマー型の認知症になりました。それまでは夫婦仲がとてもよく、普段からとても優しい夫でした。ところが認知症状によっていろいろ変化が起き、妻が失敗するようになります。すると、それまで穏やかだった夫が妻を怒るようになって、妻は自分の心と夫の心がそぐわないことに気づくのです。

認知症の土台には感情があります。感情は敏感に夫の気持ちを受け止めてしまうわけです。それがだんだんと高じて、他人のようになっていきます。あるとき、自分の背広を着て外出しようとした夫に、「あなた、夫の洋服を着ないでください」と迫ったのです。そして「早く出て行ってください」と……。つまり、夫を自分の夫と認めなくなったということです。

このように、気持ちがそぐわない、あるいは孤独であるというところから、幻覚や妄想が起こってくるということです。

気づきからケアをたどる

認知症の人たちは、つながりがなくなって、それを埋め合わすために混沌として葛藤しているわけです。認知症は病気ではなく症状なのです。もともとの病気は、アルツハイマー、脳血管性障害、レビー小体病、また前頭側頭葉型の障害です。

たとえば、病名としての肺炎があります。その症状が咳、熱、痰と考えてください。同様に、病気としてのアルツハイマーや脳血管障害があって、その症状が認知症なのです。何もかも、まるで認知症が悪いもののように言うのは、やめてほしいと思います。ケアがよければ、困難な問題行動とされていたBPSD（行動心理症状）は穏やかになります。

生活に影響を与えないうちに気づき、本人が自覚して理解する力があるうちに、適切な医療とケアにつなぐこと、これが私たちの大切な仕事だと思っています。

認知症のケアは感情のコントロール

ケアに必要なのは、感情のブレをどうコントロールするかということです。感情が穏やかであれば、ケアも楽になります。感情に逆らわないことが大切です。

認知症の人の気持ちは、安心して話したい、ゆっくり話を聞いてほしい、自分を認めてていねいに接してほしい、できることは自分でして、できないところを手伝ってほしい、これまでどおりのつき合い方をしてほしい、ということなのです。

また、普通の健康な人のもの忘れはまだらに出ますが、アルツハイマーの場合は脱失型、そのこと自体が抜けてしまいます。そこを埋め合わすための本人の苦労は、大変なことなのです。その苦悩を想像しながら、関わってほしいと思います。

認知症の人の気持ち――取り繕おうとする努力と苦労

脱失している空間を埋める「取り繕い反応」というものがあります。

私は、よくグループホームなどで散歩に行きます。歩きながら「今日は何日ですか」と聞くと、認知症の人はうまく答えられません。「新聞を見てないからわからないわ」「必要ないから気にしてない」「知らなくても不都合はありませんから」という具合に答えが返ってきます。

そういう答えがどうして、どこから出てくるのか不思議に思いますが、一生懸命取り繕っているのがわかります。本当にもっともらしい話です。私は、その世界にいっしょに入って、「ああ、そうなの」と聞いています。

そういう会話のなかからでも、認知症の人が努力していることを感じてほしいと思います。

［4］認知症を生きる

認知症を生きている人

認知症の人の多くは、知的能力が衰えてきたことに気づけません。しかし、周囲が自分を見ている目や態度、自分をどう思っているかについては、非常に敏感です。

自分が何となくおかしいと感じると、不安、焦り、寂しさ、喪失感が生まれ、自信がないから周りの目を余計に気にするようになります。

もの盗られ妄想というものがあります。背景には寂しさ、不安、満足感の欠如、焦燥感、周囲への反発などがあります。役割がなくなった場合に起こりやすい症状です。

たとえば、ある県で一人暮らしをしていたお母さんが、東京の息子さん宅でいっしょに生活することになりました。これまでお母さんは自分で炊事も洗濯もしていましたが、それを全部お嫁さんがするようになって、お母さんは何もすることがありません。役割がなくなったのです。そのことが不安で「嫁に盗られた」というもの盗られ妄想が始まった例もあります。

対策としては、新しい生活のなかでの役割を前もって考えておくことです。デイサービスなどを勧めるのもいいと思います。ただ「デイに行きましょう」「ショートステイに行きましょう」ということだけではなく、その役割や何のためにそこに行くのか、そして家に戻ってからの時間をどのように過ごすのか、その人の生活を考えていくことが大切です。

同じ思いを感じている

「痴呆老人からみた世界はどのようなものだろうか、彼らはなにを見、何を思い、どう感じているのだろうか。そして彼らはどのような不自由を生きているのだろうか」（『痴呆老人からみた世界』岩崎学術出版社、１９９８年）

「痴呆を病む人たちの不幸と悲惨は、私たちがつくり出した不幸であり、悲惨なのだ」（『痴呆を生きるということ』岩波新書、２００３年）

これは、洛南病院元副院長の小澤勲先生の著書にある言葉です。

認知症の人たちに対する先生の優しさが感じられます。要するに、行動心理症状はあなたや私がいま行ったケアの評価、介護に対する反応だということです。難しい介護場面で、いつもこの言葉を思い出します。

介護する家族を責めるのではなく

小澤先生の書物（『認知症とは何か』岩波新書、２００５年）からもう一つ紹介します。

「家族は闇の世界を抱えている事もある、私たちの目が届かない所で追い詰められているかもしれないと考えて係ることをスタッフに求めた」

「老人虐待があっても見逃せ、などと言っているのではない。家族の態度を、一方的に『優しい』『冷たい』などと裁断する事の不遜さを指摘しているに過ぎない」

私たちはすぐに、あの家族は優しいとか冷たいとか決めてしまうところがあります。先生は「自分たちだけで介護を背負うことはやめた方がいい。私たちにもお手伝いさせてください、と家族に言い続けてきた」と書いておられます。

私たち介護職、医療職への小澤先生の訴えです。認知症ケアのバイブルだと思っています。

早期診断後の関わり

認知症の診断を受けると、第一段階は、本人も家族も認知症と向き合うわけです。認知症だと言われたらどんな思いがするでしょうか。もうこの先、何もわからなくなるのではないか、というような不安があるそうです。

次の段階は、目の前が開けてくるようなこと、たとえばカフェのような場で同じ認知症の仲間や支援者との出会いがあると元気が出てきます。同じ認知症の人の顔を見ると認知症の苦しみや悲しみを気兼ねなく話し合える、ピアカウンセリングでお互いが癒し合える、ということがあります。

第三段階としては、地域のなかで生きていけるようにしていくことです。キャラバンメイトという活動があって、サポーター養成講座が開かれ、認知症の理解者を養成しています。地域ぐるみで支え合えるように、家族もサポーターに加わり、みなさん、家族としての関わり方のいいお話をする。そうしたことがどんどん進んで、みんなで支えていける街になっていきます。

早期診断の場合はこういうふうに、まだまだ人との交流や関わり方で先が開けていきます。介護に関わる人たちの理解によって認知症の人をはじめ、誰もが住みやすい街になるように思います。

認知症症状は一人ひとり異なる——苦しみを理解し受け止めケアする

認知症状は一人ひとり違い、ステージによっても種類によっても違います。苦しんでいるのは私たちではなくて、本人です。本人の苦しみを理解し、個別にケアをしていくことが大事だと思っています。

病気の種類や損傷の部位、範囲、気づいてからの経過、年齢や経験、学歴や職歴、家族環境、関わる人との人間関係、身体的な障害の程度、本人の病気に対する理解度、介護者側の知識や理解度、こうしたものによって症状の出方は違ってきます。

夕暮れ症候群

夕暮れになると「家に帰りたい」と言う利用者がよく見られます。特にショートステイで目立ちますがデイサービスでも、17時までいることになっていても、15時頃になるともう家に帰りたい人が多くなります。

つまり、これまでの長い人生のなかで、夕方はいろいろ忙しかったのです。サラリーマンは家に帰る。主婦は、夕食の準備や夫が帰ってくる準備をしないといけません。保育園などに孫を迎えに行かなければならないとか、そういう役割があったわけです。それがなくなることによって、この夕暮れ症候群が起こってきます。

居場所がない、することがない、だから安心できないし落ち着かないのです。自分はなぜいまここにいるのかわからなくなり、これまでしていたことを探している状態が、この夕暮れ症候群です。

このような場合は、心の声を聞きましょう。その人の存在を認めるということです。自分には責任があると思っているのですから、その場に合った役割をいっしょに考えていく関わりが大切です。

徘徊の原因とケア

私も実の父親が行方不明になった経験があります。もう亡くなりましたけれども、80歳くらいのときに丹後から京都に呼んで、病院で診察を受け、家でしばらく生活しました。ある日、仕事から帰宅すると、いないのです。どこに行ったのだろうと探して、息子や甥を呼んで大騒動でした。警察にも届けました。

夜中の12時頃に宇治の警察から「お宅のおじいさんみたいな人が来とられます」と電話がかかってきて、すぐに迎えに行きました。そしたら父は「宇治署に甥を見に行った」と言うのです。甥は以前宇治署に勤めていました。それを知っているから「見に行った」と……。

何か目的があるのです。けれども少し認知障害が出ていますから、うまく行動にできなかった。後で聞くと「角を曲がったら、そこから方向がわからんようになった」と言っていました。ちょっとしたことで勘が狂うわけです。どうしてそんな夜中までうろうろ歩いていたのかと、後で寒気がするような思いがしました。

ですから、徘徊をするにも何らかの目的があるということです。

［5］よいところを生かすケア

問題志向型（POS）についての見解

POS＝問題志向型という考え方があります（注：Problem Oriented Systemは、患者の問題を明確に捉え、その問題解決を論理的に進める体系で、1968年アメリカのL・L・Weedが提唱した。日本では1973年に日野原重明氏が関連書を著している）。私は、この考え方が問題だと思っています。すなわち、困難なことや悪いところに目を向け、そこを改善しようということかと思います。

それに対して私は、京都南病院にいるときに「グッドネス・オリエンテッド・システムにしよう」と……。グッドは、したいことをできることです。能力と特技、教養などを生かしていけば、すばらしい看護や介護ができるのではないかと思います。

特に高齢者や障害者では、グッドネスがいいのではないかと思っています。よいところを見て、よいところを生かすケアをする、そういう気持ちで看護をしてください。問題ばかり見つけない。これは1975（昭和50）年頃の私の発想です。

当事者の思いをわかってほしい

クリスティーン・ブライデンさんが、次のように話していました。オーストラリアの認知症の人です。

「自分が誰であるか、どこにいるのか、今の今まで何をしていたのかもわかりません。ただ怖くてどうなるのかわからない不安な気持ちです。険しい断崖で爪を立ててしがみついている状態です。誰かが傍にいてくださったら穏やかな気持ちになれます」

2003（平成15）年から6回も来日しています。最初にこの人の話を聞いたときには「いいサポーターがほしい」とのことでした。

2017年に京都国際会館で開催されたアルツハイマーの学会では、サポーターではなく「パートナーとしてつき合ってほしい」という話でした（クリスティーン・ブライデン『私は誰になっていくの？』、同『私は私になっていく』、同『私の記憶が確かなうちに』いずれもクリエイツかもがわ刊に詳しい）。

一人ひとり異なる認知症――ユニークなその人と考えられないか

ある人は5桁の足し算を一瞬で正解します。ある人はそれを20分考えて、ようやく正しい答えを出します。時間経過を考えなければ、すべて正解です。ところが人間は、そのスピードや考え方の一つひとつを問題にして、できる人とできない人とを区別したがります。これを「マイナスの社会心理」というのではないかと思います。

個々の能力をしっかり評価して、その人の特性を100％生かすのが介護です。そのために、足りないところを見極め、何が必要かを考え、必要なことを支えて補う。それが介護ではないかと思います。

認知症の人は何もできないのではありません。できないと思われていますが、まだまだできる能力が残っていると信じて、その人を理解し寄り添っていく。磨けば光る力が存在しているかもしれない、と思っています。一人ひとりのユニークさを認め寄り添っていってほしいと思います。みんな幸せに生きる権利があるのです。

イギリスのアルツハイマー病のワーキングチームのスローガンは「自分たち抜きに、自分たちのことを決めないでほしい」です。本当にそうだと思います。

若年性認知症の診断から

若年性の認知症に逸脱行動が出現しやすいのは、仕事や生活、愛情に対する焦り、イライラがあるからです。だから、暴力沙汰になるなどいろいろなことが起こってきます。

伊藤俊彦さんという認知症の当事者の方がいま宇治の洛南病院に通っています。私は宇治で認知症カフェ（以後カフェ）にボランティアで毎月第二日曜日にお手伝いに行くのですが、そのカフェにも参加しています。

あるとき電池を買いに行ったそうです。買った電池を手に持っているのに、お店を出る時、「電池は買ったのかい？」と奥さんに聞いたそうです。違和感を感じた奥さんのすすめで、医療機関で診てもらうと、「どこにも異常ありません。定年になって、生活習慣が大きく変化したからでしょう、よくあることです」という話だったそうです。その約2年後、洛南病院を受診し、アルツハイマー病の初期であると診断されました。

診断から3年ほどたった後、診断された時のことを振り返り、何もかもわからなくなるのかと、とても恐ろしく、本当に不安だったそうです。そして、大切なことを忘れてはいけないからと、まだほとんどのことが理解できているいまのうちにと、へそくりの貯金通帳も全部奥さんに預けたそうです。

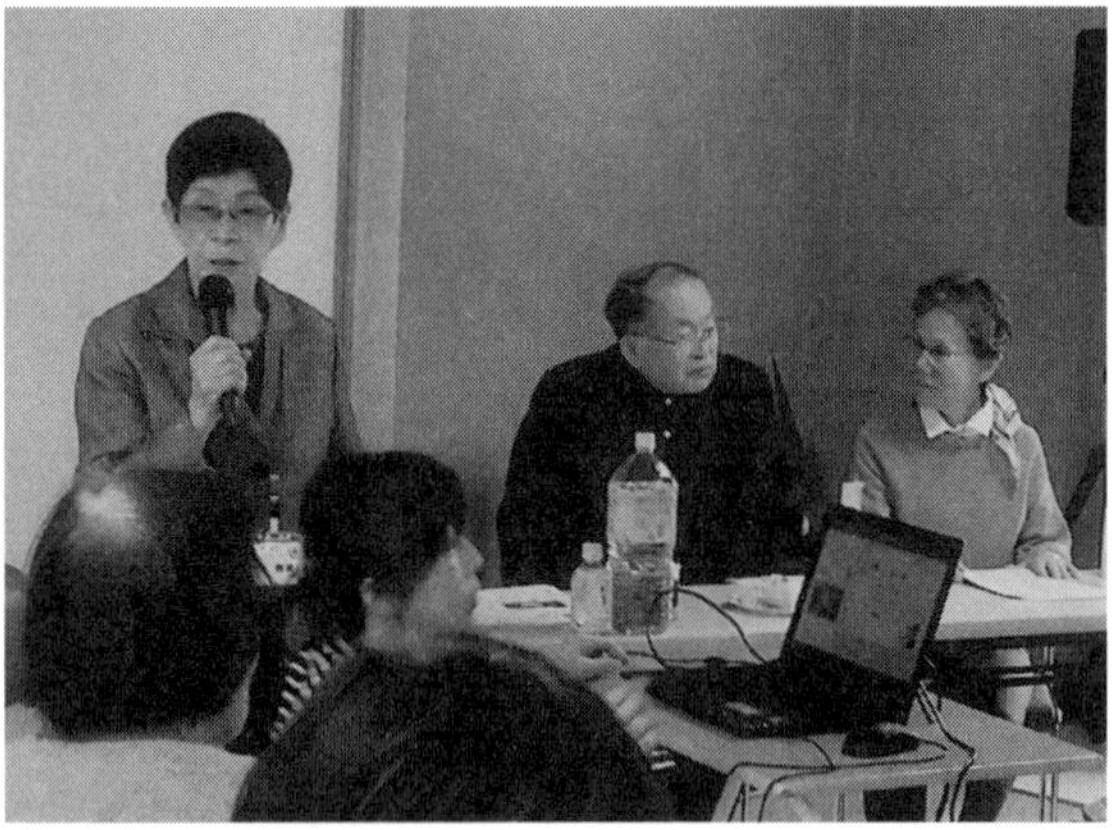

伊藤俊彦さん夫婦と、カフェちゃちゃにて

仲間や支援者との出会い――明るい希望

その後、洛南病院で始まったテニス教室や絵画教室、それから宇治市で始まった認知症カフェにテニス仲間とともに通うようになったそうです。そして、まだまだ自分はしっかりしている、認知症になっても穏やかに暮らしていけるということを、これから認知症になるかもしれないと不安に思っている人たちに伝えていきたいと考えたそうです。
「出前授業」といって、小学校やカフェ、京都文教大学などでも話しています。
「できることは何でも挑戦したい。支援を受けるだけでなく、社会のために役に立ちたい」と話しています。

地域のなかで生きていく、カフェのひととき

自分と他者が共通の空気のなかにいて、安心できる居場所として「カフェ」があります。非常に明るくて、みんなの笑顔があり、不安からも解放されるし、お互いに癒し合えるところがあります。語る機会があって、学び伝える役割も果たしていけます。できることが見つかり、役に立つという喜びがあります。

さきほど紹介した方は「モルモットとして社会に貢献していく」とも言って笑っています。

［6］寄り添うということ

認知症状のある人の看取り

認知症の第四段階になると、ほとんど適切に訴えられなくなります。その人たちがだんだん死に向かって一日一日を過ごさないといけない時期です。その人のことをよく知ることが大事です。お好みのものを調理し、気分を見ながら少しずつ勧めます。食欲、表情、活気でそのときの体調を考え、基礎疾患がある場合はその観察、治療の結果もていねいに見ていくことが大事です。

特に、言葉で表現してもらえないので、優れた観察力が必要です。ナイチンゲールの『看護覚え書』に、「優れた観察力がなければ看護師とは言えない」とあります。観察して、それを同じ仲間あるいは家族に伝えないといけません。難しい言葉や専門用語だけでは伝わらない場合、看護師としてどこを工夫してどのように伝えたらいいのか。具体的にしっかりと観察できなかったら、伝えることができないと思います。

入所から最期の看取りまで

特養などの施設はすべて、入所から最期までお世話をすることになります。人生の最終章の時間を過ごしてもらうところです。そこでの出会いですから、本当に縁がある貴重な出会いです。それを、もったいないと思ってケアしていくわけです。

いまどこにいるのか、自分がどこで暮らしていたのかもわからない人たちが、私たちだけを頼りに生きていくわけです。

そう思うと本当に責任を感じます。心も生きがいも丸ごと預けられているのです。一日でも穏やかにおもしろくうれしく、最期までその人らしく過ごしてほしいと強く思います。

命に関わるほどでない苦痛こそ耐え難いもの

再び白澤先生の言葉です。「命に関わるほどでない苦痛こそ耐え難い、日常生活に不自由を感じる一歩手前が人間にとって大きな問題なのだ」。

看護や介護はQOLの向上に無限の可能性をもっている。私たちが見ているのは人か病気か。常にここに関心を置きながら、これからの看護をしていっていただきたいと思います。

谷川俊太郎さんの詩

谷川俊太郎さんの詩に、次のようなものがあります。

「いっしょにふるえて下さい、私が熱でふるえているとき、私の熱を数字に変えたりしないで、私の汗びっしょりの肌に、あなたのひんやりと乾いた肌を下さい。（中略）私の痛みは私だけのもの、あなたにわけてあげることはできません。（中略）あなたをまるごと私に下さい、頭だけではいやです、心だけでも、あなたの背中に私を負って、手さぐりでさまよってほしいのです、よみのくにの泉のほとりを」

「ちょっと具合が悪いな」と言われたら、「じゃ、熱を測ってみましょうか」「血圧を測ってみましょうか」「先生（医師）に相談しましょうか」と、そんなことばかり考える看護師がいます。そうでなくて、もっと心の中にしっかりとしたものをもって、苦しみも悲しみも痛みも、ともに分かち合えるような看護師になってほしいということです、この詩は。

あなたに聞こえますか、この声

私はいつも、認知症の人の声をこんなふうに感じています。

「あなたを苦しめている私、というのは認知症の私です。今この瞬間が、私にとってどんな状態であるかもわからないのです。あなたはいつも笑顔で寄り添ってくれますが、大きな声は雑音でしかないし、物音は凶器の音のように感じています。あなたの優しさも気持ちも、美しい姿も、優しい笑顔も、私の記憶に残っていないのです。あなたはいつも、初めてお会いする人のよう。悔しいけれど、あなたの努力も私の心を動かさないのです。でも、ある瞬間、あなたの心が春の風のように私の肌を撫でていくことがあります。その一瞬に命を感じ、食欲を感じ、快さを感じるのです。そのとき、抜け殻のような私が目覚めているのかもしれません。どうかそんな時間が少しでも長く留まるように、私の心の内にある悲しみや喜びをあなたに感じてほしいのです」

こういうふうに、認知症の人の声が聞こえるようになってほしいと思います。

寄り添うとは

寄り添うという言葉をよく使いますが、実際にはどんなことでしょう。

認知症のお母さんの介護を10年ほど続けた池下和彦さんの『母の詩集』（童話屋、2006年）があります。そのなかにある、私が感動する詩の一つを紹介します。

お母さんが手を広げて、右手で左手の指を数えていくのです。「1、2、3、4、5」と……。右手を使っていますから5本しかなくて当たり前ですが、認知症のお母さんは「指がない、足りない」と泣くのです。そこで和彦さんは、自分の手をそばに寄り添わせて「お母さん、あるでしょう」と言うと、お母さんが「6、7、8、9、10」と数えて「あった」と喜んだという、そんな詩です。

期待している答えが出せるようにすることも、寄り添うことかと思いました。

私自身、本当に寄り添えていたのだろうか

精神科の医師で、ハンセン病の治療にも携わった神谷美恵子さんは、医学生時代にハンセン病の療養所に見学に行きました。

昭和の初め頃（1934〈昭和9〉年頃）で、まだ治療も行き届かず、ハンセン病は怖い病気で「伝染する」と言われて隔離されていました。そこを見学して、鼻や指が崩れたりする患者を気の毒に思い、この人たちのために一生、医者としてここで働きたいと思ったそうです。はじめは家族が大反対でしたが、後にその療養所で治療に当たることになったそうです。

そのときに書かれた『人間をみつめて』（みすず書房、1980年）のなかに、「あなたが私に代わって病んでくださっているのですね」という内容の詩があります。私が罹ってもいい病気を、代わって病んでくださっているという感謝の気持ちをもって治療にあたったという話なのです。

本当に寄り添うというのは、そういう気持ちではないかと思いました。

そう思うと、私も長く看護師をしていますが、本当に患者や利用者一人ひとりに、心から寄り添えていたのだろうかと思うことがたびたびあります。反省しながら生きているようなそんな気がします。

人は人との関わりのなかでしか生きられない

あるお坊さんの言葉です。

「人間の究極の幸せというのは、愛されること、感謝されること、誰かの役に立つこと、必要とされること」

患者は、「あなたが私に代わって病んでくださった」と感謝されることによって、役に立っていると自覚することもあるのではないかと思います。

この言葉で感心するのは「愛されること、感謝されること」と受け身であることです。私はケアをしながら、ケアを受けているのは自分ではないか、と思っているわけです。

そういう意味でも、この言葉は非常に心に残っています。この言葉を聞いたのは40年ほど前でしたが、なるほどと思った記憶があります。

言葉は、その人の心から出てくる思いではないかと思います。ですから、吟味して聞くことが大切だと思います。本を読んでもいろいろな人と話をしても、一つひとつの言葉を大切に、意味を汲んで看護をしていってほしいと思います。

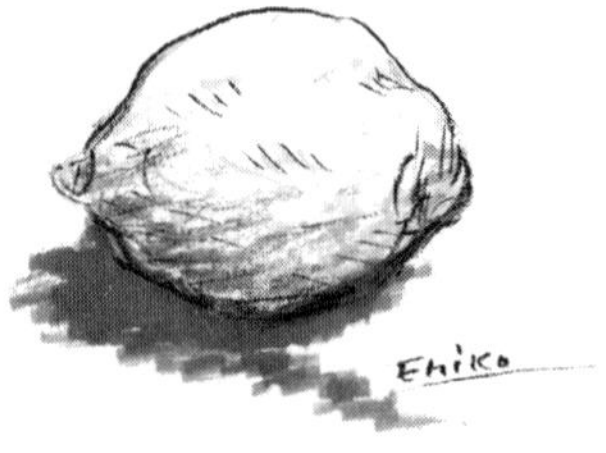

「人それぞれ」の看護を

column

「なんだかわからなくなってしまいました」。一大事が起きたかのように緊張した表情のOさんが、先ほどから何回もサービスステーションの前を行ったり来たりしている。「どうかなさったんですか」。声をかけると彼女は、「迎えにくるのか来ないのか、どうなったのか分からないんです」と落ち着かない。「そうですか、私は家族の方からあなたは月末までここで生活されるとお聞きしています」。彼女の表情が一瞬パッと明るくなった。ところが「よかった」と思う間もなく「あなたに、あの人そう言って帰りましたか、あなたお名前は……ハー？　細井さん……あのー今日、何日ですかしら」。「五月十日です」。「十日ですか。ありがとうございました。あと二十日ですね」。いかにも納得したかのように、自分の部屋に向かって行かれる……かに見えた。……それも束の間だった。再びOさんはサービスステーションの前に来て「私Oです、どうなってるんでしょうね私の家、電話をしてもいいかしら、迎えにくるのか来ないのか、それを知りたいんです」……一日に何回ともなく繰り返される同じパターンの問答が、Oさんと若い職員との間で展開される。

一日の約半分を痴呆状態ですごされるOさんの場合も、時々ほんとうのOさんが出現して夢と現実をゴチャゴチャにしてしまう。このように、痴呆と呼ばれている状態の中にもすべてに日常性を失ってしまう状態と、Oさんのように現実と夢が交錯している場合がある。

過去から今に続く社会性やプライドなどがちらほら見えるだけに、Oさんのような場合なおさら悲しく思える。それにしても、若い職員たちがこうした老人たちのすべてを受け止め、根気よくかかわっていく、けなげな態度を見るたび、鎮静剤、睡眠剤などと、すぐに対症的な処置で応えようとしてきた過去の医療や看護の姿勢をあらためて反省させられる。人それぞれの状態を快く受け止めて、あたたかく、かかわれる看護をと、しみじみ思う。

（自分らしく老いるために　京都新聞１９９１年）

シリーズ認知症

あるある～同じことを何度も何度も

column

グループホームを訪問して、挨拶をする、いつからとはなく顔なじみになり歓迎を受ける。「こんにちは」と挨拶をすると、「長いこと見ませんでしたね」と懐かしそうに声をかけてくださる。「覚えていてくださいましたか、うれしいです」と言うと当たり前だと言わんばかりに「覚えていまっせ。顔はわかるけど名前は覚えられへん」「そうですか顔だけでも嬉しいです。私、細井といいます」「細井さん……覚えやすい名前やわ」。

こんな会話をして五分もたたないのに、「おたく長いこと見ませんでしたなぁ」と、そして……「どこから来られました」「宇治から来ています」「へー遠いところから」……と間髪いれず、「どこから来ておられますの」「宇治からです」と答える。するとまた「そうですか、どこから来てられますの」五分ほどの間に同じ言葉のやりとりが何度も繰り返される。

そんな場合は、その人の気持ちが揺れ動いているためだと考えられます。物足りなく、確固たる自分の存在を感じることができなくて、何か確かなものをつかみたい心境なのでしょう。思いっきり雰囲気を変えてみましょう。一緒に歌を歌ったり、散歩に出かけるなど雰囲気を変えて、拘泥しがちな気持ちをさりげなくそらすように工夫してみています。

（元気もりもり　細井恵美子の「目指せ100歳!!」　2017・12・1）

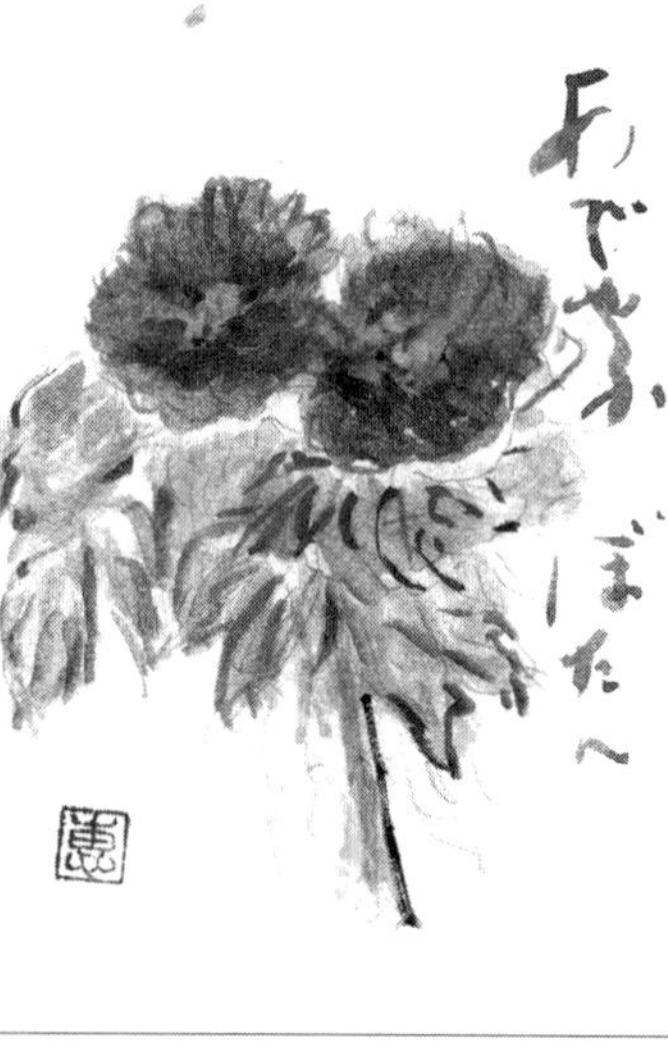

2 虐待防止と身体拘束ゼロ

ケアされたのは……私だった

［1］人と命

人と向き合う、ゆるぎない信念と良心

一人の人、それぞれの人と向き合っていくのが医療や介護の仕事だと思っています。

特に、虐待防止と身体拘束ゼロのケアは、認知症や精神的に弱い人たちを対象に考えないといけません。自分たちの頭で想像して、経験を生かしながら、どう対応したらその人のためになるのかを考えていきます。これが人と接する仕事ではないかと考えています。

教科書に書いてあるような学問的な理論ではなくて、普段の生活のなかにある看護というものを考えながら学んでほしいと思います。

看護の「看」と介護の「介」

「看」は、手と目を組み合わせた文字です。「手」が表すのは知識や技術、しぐさ、物腰など、「目」は優しさや人をもてなす心です。看護とは、それらがバランスよく人を守っていくということだと思っています。

「介」は人と人を組み合せた文字です。人には命も生活も心もあり、すべてを包括しています。その人と人が支え合って、また一人の人を守っていきます。

そして、看護の基本になるのは愛情、知識、技術（愛・知・技）です。どれも欠けてはいけません。

基本的人権、権利擁護の視点

人が生まれながらに獲得した権利、生存権や幸福追求権、自由権などの権利があります。社会保障や社会福祉、そして医療も、これら基本的人権を守るための砦です。これらを守るのが私たちの大切な仕事、基盤です。

命の大切さ

私は14歳、中学2年生の頃に終戦を迎えました。その頃に命の大切さに気づきました。人はどんなときに命の大切さを感じるでしょう。ちょっとしたことでも命の大切さを感じてほしいと思います。戦争や災害にあって、そこで生きている手応え、感情や健康、貧困や差別のない社会にする、世界の平和と進歩と発展を願うということも考えてほしいと思います。

「死んだ男の残したものは」という谷川俊太郎さんの詩があります。

「死んだ男の残したものは
一人の妻と一人の子ども
他には何も残さなかった

墓石一つ残さなかった」
悲しい詩です。戦争の苦しみや理不尽さ、命の大切さを感じてほしいと思います。

命はどこにある

命はどこにあるでしょう。私は、命は宇宙と一体になっていると思います。自分と、自分を囲む時空のなかに命はある、と思うのです。

聖路加病院の理事長だった日野原重明先生は、小学生対象の授業で同じように「命はどこにあると思うか」と尋ねて、「命は君たちの使える時間のなかにあるんだよ」と教えたそうです。私の時空説も、同じような意味だと思っています。

その大切な命に関わるのは大きな仕事です。しかも、他人様の命を預かったり支えたりするのですから、本当に責任が求められます。

では、あなたにとって命は何か。「たった一つしかない大切なもの」です。だから、人は生きているだけで尊い存在なのです。

そして、人はみな同じようで違います。とかく医学の勉強をしていると、人間の体を病気で考えて、人を糖尿病や高血圧の人と一括りに見てしまう傾向があるのではないかと思います。そうでなくて、糖尿病を病んでいる何歳のどこそこのどういう仕事の人であり、一人ひとり違う人、と思って看護してほしいと思います。

［2］高齢者虐待と身体拘束

高齢化の問題

日本の１９４７（昭和22）年当時の平均年齢は、女性が53・96歳、男性は50・06歳でした。２０１７（平成29）年には、女性は87・26歳、男性は81・09歳です。この間に女性は34歳、男性は31歳、寿命が延びています。この30何年もの長くなった命をどうして生かしていくのか、暮らしていくのか、が問われています。

私はもうすぐ数えで90歳になります。おそらく日本ではこれから先１００歳まで元気に生きる人がどんどん増えていくと思います。すると80歳、90歳まで働かないと……。

これからは若い世代がどんどん少なくなります。出生率が上がらないから、きっとそういう時代が来ます。そのための準備ができていないのが日本の現実です。いまようやく定年70歳などと言っていますが、私は定年なんてなくていいと思います。働けるかどうかは、個人の健康状態や能力です。体が動かなくなったら、ほかのできる能力が生かせる仕事を考えて働いてもらうのです。

高齢化社会になってあわてて、高齢者を支える世代が少なくなるからもっと働きなさいと言っていますが、それでは遅いと思っています。

身体拘束をめぐる日本の状況

一般病院では、「認知症があるから」ということで、縛られたり柵をされたりすることが、結構あるようです。

新聞報道（「読売新聞」２０１８年11月6日付）によると、金沢大学病院の一つの病棟で拘束帯を10人に使っていたそうです。病院でこんなことがあるのかと驚きましたが、最近この病院で、これは大きな問題だとして拘束帯をゼロにする取り組みを始めたようです。そしてこの金沢の病院にならって、いろいろな病院で身体拘束をなくす取り組みが広がっている、ということでした。いいことです。

精神科病院では、自殺企図とか自傷行為、多動など不穏な状態を放置すると患者の生命に危険がおよぶため、そうした場合は拘束しても医療処置と見なされることがあります。

介護施設では、２０００年の介護保険制度導入とともに、厚生省令によって身体拘束は原則禁止となりました。２００４（平成17）年の一部改正でさらに強化され、虐待防止と養護者支援法（高齢者虐待の防止、高齢者の養護者に対する支援等に関する法律）がつけ加えられて、身体拘束と虐待防止は一体として考えられることになりました。

高齢者虐待・身体拘束ゼロの目的

高齢者虐待・身体拘束をゼロにするのは「高齢者一人ひとりが、今まで通り家族や介護関係者から尊重され、認知症や障害を持つ人も同じように、安心して自分らしく生き生きと暮らすこと」が目的だと思います。

これまでの暮らしが尊重され、これまで通りの生活に近い環境が整備されること、家族や知人とのつながりをこれまで以上に密にできること、社会の一員として生活が守られ、人として尊重され、それぞれの能力が生かされること、医療・介護・行政との連携と支援が充実していること、こうしたことが守られていると、安心して暮らせると思います。

逆に一つでも欠けると、直接的な拘束でなくても拘束と同じように、その人の尊厳を損なうことになります。

身体拘束の弊害

厚生労働省令は、直接的な身体拘束として11項目の態様を提示しています。

拘束には、身体的・精神的・社会的な弊害があります。身体的な弊害として、食欲の低下、脱水、床ずれ、筋力低下などを招きます。

精神的な弊害には、精神的荒廃と苦痛、認知症の進行、せん妄、怒り、不安、恐怖、錯乱などがあります。また家族の精神的苦痛もあります。介護に不信を抱き、こんなところに預けてしまったと悔やんだり、申し訳ないという呵責を感じたりします。

社会的弊害としては、老年期への不安、サービス事業所等への不信などにもつながります。介護に対する世間の信頼がなくなります。また、介護や看護職員の精神的荒廃を招きます。こんなことをさせられる、という気持ちになります。

ただし、やむを得ない場合には、特別な介護として認める三要素があります。

まず、切迫性・緊急性です。利用者または他人に危害を与え、命の危険がある場合などです。次に非代替性です。代わりの介護方法がない、いろいろ話し合ってもよい方法がなかった場合です。そして一時性。行動制限や拘束が一時的であることです。

この三つの条件を満たしていることを委員会や介護チームで話し合い、家族の同意を得た上で施行してもよいことになっています。しかし、そんな場合はないほうがいいし、こういった対応もないほうがよいわけです。

身体的虐待が疑われるサイン

虐待などの兆候には、ミミズ腫れ、あざ、挫傷、火傷があります。また、援助を受けることに不安そうにしたり、おびえていたり、怖いと口走ったり、落ち着かなかったりする様子が見られます。

介護保険では、自宅に行って確認書に署名してもらうようになっているので、自宅での様子も見られますし、デイサービスの送迎時に発見することもあります。

でも、こうしたことを言葉にして福祉の人や介護職のヘルパーさんたちに訴えるお年寄りは、なかなかいません。やはり家族をかばう気持ちがあるのです。

［3］虐待につながる不適切・不十分なケア

病院と施設ケアの目的の違い

病院と施設では、拘束についても少し違うところがあります。病院は、病気やケガを治療し、命を救い守ることを一番の目的にしていますから、薬を使ったり縛ったりすることが必要なこともあるかもしれません。

でも、施設でそんな必要はありませんから、拘束は絶対にしてはいけません。ぬくもりの里では開設以来、身体拘束は絶対にしないということを守っています。拘束することによって、その人のＱＯＬは低下します。少しでも怪しいことがあれば、注意して、みんなで考えてもらっています。

多職種連携

施設ではたくさんの職種の人が働いています。すべての人が同じように、社会性、生活支援の目線で、利用者を見ていくことが大切です。

そのためにはまず、お互いが専門性を尊重し、社会的役割を理解しながら協働することです。それから、死生観や社会観、個別の暮らしやＱＯＬを高めることを第一に、どのように生きてもらうかを絶えず考えながらケアしていくことです。

そういうチームでないといけないと、いつも考えています。

虐待のグレーゾーン

虐待にはグレーゾーンということがあります。このようなことに無関心ではいられないと思います。たとえば、ぶつかったり、本人の希望よりも熱い湯で入浴介護をしたり、勢いよくシャワーをかけたりする。あるいは、オムツ交換が適切でない、汚れを放置するなどです。また言葉もあります。「出て行け」とか「ここにはおられないぞ」などです。

不適切なケア

過干渉も不適切です。時間がかかるからと、本人ができることまで代わりにやってしまうことがあります。

また、介護が必要な人ほど長時間放置される傾向にあります。長い間じっと座ったままの方に気づくと、私は「散歩に行ったり、声かけたりしてあげてよ」と言っています。

本人の希望を聞かず、同意を得ないままいきなりトイレに連れて行くということもあります。静かに声をかけて、目を見て「そろそろおトイレに行く時間でしょうか」と聞いてから誘導することが大事です。

業務を優先し、マニュアル化してしまっていることもあります。

不十分なケア

日課とケアプランが混同されていることがあります。ケアプランは日課ではなく、一人ひとりの生活をきめ細かく見て、その人に合った生活を築いていくことです。ですから個々に必要です。日課は、食事をするとかこの時間に寝るとか、そういうことです。

自助具と介護用具が区別されていないこともあります。自助具は本人が使うものです。たとえば入れ歯は本人の自助具です。本人は夜寝るときも入れ歯をして寝たいと希望しているのに、介護職は飲み込んだら危ないからと外してしまうのです。安全のためかもしれませんが、本人は納得していません。そういうことはよくあります。

抑制もそうです。危ないことを理由に行動制限されるのです。病院では医学的に必要なものもあるかもしれませんが、施設ではありません。

気になる言葉遣い

「早く何々して」「しないとあかんよ」とか、「口開けて、ご飯入れるよ」と言うことがあります。「ご飯入れる」という言葉はありません。「はい、ごっくんして」「何々ちゃん、はいはい」などの幼児語も不適切です。また、無視する、馴れ馴れしい言葉やきつい言葉をかける、大きな声でたて続けに話す、急かすことも同様です。

長谷川式認知症簡易テストを開発された長谷川和夫先生はいま、認知症でデイサービスに通っています。そこでは、介護職員がたて続けに大きな声で話しかけるのが気になるそうです。やはり「低い声でゆっくり話してほしい」そうです。

自分の目の高さで正面からゆっくりと話してほしい。急がせる言葉は困るということです。子ども扱いするような声をかけたり、あいさつも言葉かけもなくケアに入ったりするのもいけません。

［4］虐待を生む要因と対策

虐待や身体拘束をしてしまう原因

介護力の問題で考えると、人間は自分中心に考えがちですから、自分が思うようにケアができないときに、どうしても相手を従えたいと考えがちです。「ご飯食べてください」と言って「嫌」と言われたら、無理やりにでも食べさせようとすることがあります。思うようにいかないとイライラして、時には暴力をふるってしまうこともあると思います。

これとは別に、利用者や患者の安全を守るために、拘束や虐待をしてしまう場合もあります。悪意ではなくて善意から発している場合もあるわけです。これをしなくてはならないという責任感でしてしまうこともあるかもしれませんし、縛っていたほうが安全じゃないか、ケガをされては困るなどと思ってすることもあると思います。

家族のなかにも、転倒してケガをしたら困るから「縛ってください」「ベッド柵をしてください」「目を離していても安全なように、カギをかけて外に出ないように」と言う人はいます。

実際に、つなぎの服で、外に出られないようにヘルパーがドアにチェーンをかけていた、ということが起きています。

悪意ではないのです。「弄便してその辺を汚くしたらかわいそうやから」と思って、つなぎにしているかもしれません。「外へ出て迷子になってしまったら困るから」と、カギをかけたのかもしれません。ケアマネジャーもそれを知っていたということですから、大変なことです。

しかし、考えさせられることでもあります。こういうことは身体拘束になるし、場合によっては虐待になります。だから、気持ち悪くならないようにオムツを何回も変えるとか、気をつけて誘導するとか、そういう介護をしないといけないのに、自分たちが少しでも手をかけなくても済むように、しかも利用者が安全なようにという気持ちで、ついついつなぎの服を着せてしまったのではないかと思います。

いまでも、病院に認知症のある人が入院すると、看護師が同意書とつなぎの服を持って来ます。そして「つなぎの服を着せていいですか」と家族に聞いて、家族は嫌とも言えませんから同意してしまい、つなぎの服を着せられて療養生活をしている患者も、たくさんいるように思います。

感情のコントロール

看護や介護は、感情に負担が大きくてストレスが多い仕事です。看護の場合は回復して退院ということがありますからまだましですが、介護の場合は終わりがありません。労働が終了しても、達成感や充足感がない状態が連日続くと、ストレスになりやすいのです。

では自分の感情をどのようにコントロールするか。イラッとする自分を振り返ることが大切です。私はそんなとき、自分が高いところから相手にものを言ったり押しつけたりしているのではないかと思って、一歩引いてみるようにしています。

看護でも介護でも「私がこんなにしてあげているのに」とか「あなたのためにしてあげているのに」という気持ちをもちやすいものです。ですから「私は正しいと思っていないか」「ケアを一方的に同意なく押しつけていないか」「その人の気持ちに問いかけているか」と自分を振り返ってみることです。

そして、自分はどんなときにイラッとするのか、自分の癖を知って、気持ちをコントロールできるようにすることが大事です。

困難な場面に出会ったらチームで話し合い共有する

よかれと思ってしたことに暴力的な感情で返されたり、オムツ交換時に騒がれたりしたこともあると思います。そういうときにイラッとして厳しい表情で返したり、必要以上の力で押さえつけたりしてしまうかもしれません。

そんなときには、一人で考えないでチームで話し合って、ほかのスタッフの対応方法を聞いてみるのもよいと思います。

苦しい経験の積み重ねをみんなで話し合って共有することで、新しい対応方法に気がついたり、チーム内の信頼関係が深まったりして、ケアの質が高まることにつながると思います。

「ちょっと待って」について

忙しいときに声をかけられたりコールがたくさんあったりすると、「ちょっと待って」と言ってしまうことがどうしてもあると思います。そんなとき、その人のために立ち止まって、その人のために一息入れて、何かできることがあるかを考えてほしいと思います。

「ちょっと待って」と言うときでも、傍に寄ってひとこと、肩や手に触れて「待っていてください。すぐ来ますからね」と声をかけるだけで、安心して待っていてもらえると思います。

「ちょっと待って」と言うことが絶対ダメではないのです。そのときの自分は相手を切り捨てていないか、訴えを受け入れているか、自らの気持ちを振り返り、看護師という自覚を新たにして相手に接していくことが大切だと思います。

不適切なケアを生まない風土づくり

人と人との距離を適切に保つことが大切です。エドワード・ホールさんが提唱しているようなパーソナルスペースです。それぞれの適切な距離があると思います。

また、組織理念や職業倫理の徹底、共有、ケアを楽しくする研修も必要だと思います。こういう取り組みは医療現場でも介護現場でも足りないと思います。

たとえば、落語家に来てもらって勉強する。ガン末期だといって神妙な顔をして悲しんでいるばかりではなくて、苦しいことやつらいことを忘れられるような、楽しく気分転換できる工夫も必要かと思います。この辺りの研究や工夫がもっと進んでいったらよいと思います。

職員が認知症ケアを理解できていることや、認知症ケアのリーダー指導者が育つ環境であることも、よいケアを育てると思います。

［5］抵抗には理由がある

介護抵抗とストレス

介護を受ける人も、何もなくて抵抗するわけではありません。何か理由があると思います。

認知障害による抵抗がある場合は、まず意味が理解できていないことがあります。そのような場合は、恐怖感をもったり拒否したりします。

また、声の大きさ、相手の態度、表情、服装、威圧感などにも影響されると思います。信頼関係が薄いと、相手も敏感になっていると思います。

ぬくもりの里でも、点滴をするときに拒否されることがあります。そのようなとき、シーネ（患部固定用の添え木）で固定したり包帯をぐるぐる巻いたりするような固定はしないように言っています。どうしても拒否が強い場合は「私が傍で見守るから」と、いつも言うのです。

入浴の拒否もそうです。いきなり断りもなくお風呂に連れて行って、服や下着を脱がすことがあります。トイレの誘導も同じです。恥ずかしいところを見せるわけですから、いきなり黙って連れて行かれて下着を下ろされたりすると、抵抗しても仕方ありません。

そんなふうに、自分がそうされたらどうだろうと考えてケアをすることが大事だと思います。

認知症の介護の質と拘束

認知症の病態や行動心理症状について、正しい知識と理解があり、一人ひとりに適切なケアができていたら、おそらく身体拘束は限りなくゼロになると思います。

人権や尊厳を保持するのは当たり前のことですけれども、いつも自分を振り返っていないと、ぶれてしまうことがあります。ぶれないことは一番大切だと思っています。自分や自分の大切な人と思って介護ができれば、おそらく身体拘束とか虐待はおこらないと思います。

その人を尊ぶ

私たちには、看護倫理綱領があります。看護師は、人間の生命、人間として尊厳および権利を尊重する。国籍、人種、民族、性、ライフスタイル、健康問題などの性質にかかわらず平等に看護を提案する。阻害されたり危険にさらされたりしているとき、保護し、安全を確保する、という使命があるわけです。これは、看護師として守るべき道だと思っています。

［6］虐待・身体拘束ゼロへ

身体拘束ゼロ推進委員会

ぬくもりの里には、ターミナル委員会、安全衛生委員会、それから身体拘束ゼロ推進委員会などいろいろな委員会活動があります。この委員会では、若い人に中心となってもらっていますが、教育的に意味があり、またケアの質を高めることにつながっていると思います。

特に身体拘束ゼロ推進委員会は、その方針と理念を周知徹底しようというものです。人権を守り、尊厳を保持する。人間としてのモラル、資質を高める。介護施設や介護職の使命として考える。他者を縛ったり拘束したり、不具合な状態を放置することは何人にも許されない。こういうことを、みんなで確認していくことは大事だと思います。

在宅でつなぎ服を着せていた家族に、スタッフが「デイに来る日は、つなぎ服以外で送り出してください」「つなぎ服はご本人にとって気持ちの悪いものですよ」とお願いしたそうです。その結果、デイには着て来なくなって、最近は自宅でも着ていない、という報告もありました。

また、介護実習生が「身体拘束がまったくないのを見てびっくりした」と記録に書いていた、という報告も聞いています。

拘束ゼロの行動目標

身体拘束ゼロは、施設の介護方針、いわゆる法人の憲法だと言っています。利用者一人ひとりの誇り、権利、尊厳を尊重し拘束に頼らない介護をする。専門職であるという自覚と誇りをもって介護をしてほしい。命令ではなく、介護職員一人ひとりが自ら守らなければならないこととして考え、行動するということが大切だ、と考えています。

認知症を理解し、適切な介護ができていたら、身体拘束ゼロに限りなく近づく

認知症というフィルターを外して、その人を見ることが大切だと思います。どうしても、「認知症」というイメージをもって見てしまう傾向があります。

そのためには「認知症」という言葉を私たちの意識のなかから取り除いて、同じ一人の人として、その人に向き合うことが大事だと思います。苦しいことや悲しいこと、それは私と同じということなのです。一番苦しんでいるのは認知症のその人なのです。

「あなたは、いままでのあなたのまま。傷ついて長い長い夜を過ごしても、あなたは間違いなくあなた。目を覚まし、私たちに答えてほしい。私は少しも変わっていないよ」

私はこんなふうに思いながら、認知症という名前を忘れて人として接しています。

尊厳を保持するケアとは

認知症の理解者が家族や身近にいることで、認知症を生きる人の生活が明るくなるということがあります。だから、認知症という病気を理解することがいかに大事かということです。

早く気づいて、早く適切な医療やケアを受ける。当事者を知り、その人の主体性を生かす。その人が社会の一員としての存在感を感じられるような接し方をする。その人の意志を汲み取りながら、ケアを受けられるようにする。その人のもっている能力を生かせるようにする。

そして、家族がこれまでどおり安心して暮らせるようにしたい。さらに、誰もが住みやすい、認知症の人に優しい街、認知症になっても安心して楽しめる街にしたいものです。

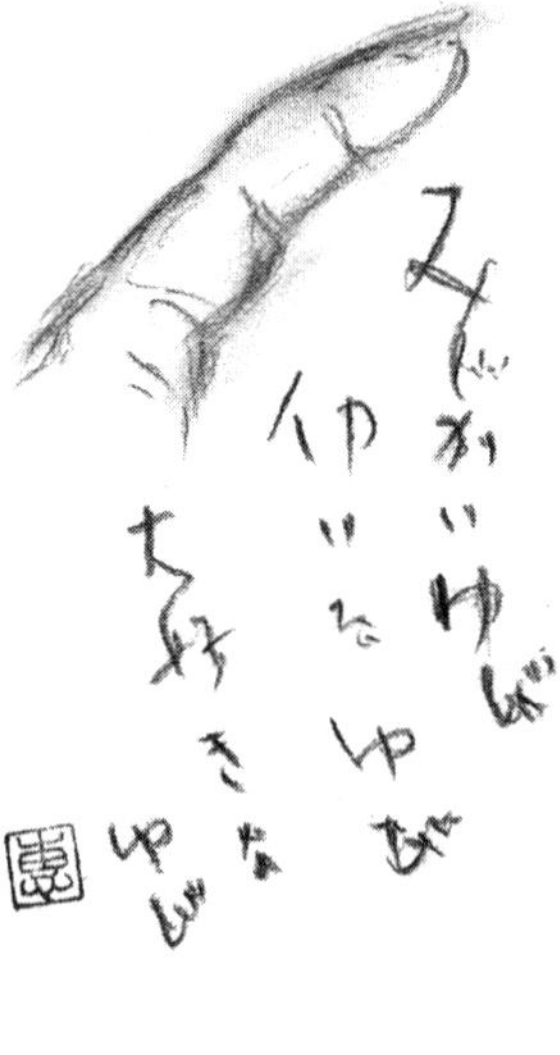

病む人のものさしのなかで

column

神谷美恵子さんという精神科医が、そのエッセイの中で次のように言っておられます。「丈夫な人は、病気になったことがないから、知らず知らずのうちに病人を傷つけたり苦しめるようなことを言ったり、したりしているのではないか。自分もまた、いつかは老い、病み、そして死んでいく人間であることを常に考えていなければ……」。私たち看護職にとって常に心しなければいけないことですが、健康な人や若い世代にもぜひ考えていただきたい言葉です。

からだの不自由な人や老人の介護をする場合、自立に向けての援助ということをよく言います。その人ができる範囲の事は自分でやれるように仕向けるという事なのですが、必ずしも正しいとは思えないようなやり方をしばしば見受けます。その一つは、なぜ自分でしようとしないのかについて十分に考えないまま、厳しさだけを先行させている場合。もう一つは病む人びとの、そのときどきの気持ちをよく知り得ていないところに原因があると思います。

病院のように看護婦が三交代勤務であれば、一日に三人の看護婦が入れ替わり立ち代わりベッドのそばに来るわけですし、家族が交代で付き添う場合もそうですが、病人が介護者の持つ能力や性格、方法にうまく順応できる時とそうでない時があるように思います。だから、病人の不安や疲労、健常時と障害のある現在との相違点などをいつも全体的に見つめながら、可能性のあることからまず取り組み、一つ一つの成果を共に喜んでいく姿勢が大切です。

自立ということを介護者のものさしで考えるのではなくて、病む人のものさしの中で生かされるような介護を工夫することです。

（からだにやさしく　読売新聞１９８５年）

言葉の重みがわかるように

column

朝起きるとまぶたが重く、手がこわばるような感じがします。いつになく少ない尿量、下肢の重さ。五十歳を節目に、さまざまな老いを自覚し、いやおうなく若さとの別離を告げられます。そんなとき、ふと思い出すのは、何気なく聞き流していた患者さんたちの言葉です。

長い間、人工呼吸器につながれていた人が初めて器機から解放されたときの、不安と喜びの入り混じった表情。乾いたのどからもれ出るような「おおきに」と言うあの声。前立腺が肥大して、途切れ途切れにしのび泣くように出る小便のことを話しながら、「もう一度壁に絵が描けるほどの勢いのいいのをぶっ放してやりたい」とつぶやかれたこと、胃の手術の後、三分粥をすすりながら、「生きた心地がする」と言われたことなど、断片的な言葉の一つ一つの重みが、いまさらのように心をえぐります。

科学が進歩し、あらゆるものが急速に情報化される時代とはいえ、病む人の痛みや苦しみを正しく伝達することは不可能に近いといえます。それを受け止める人の経験や感性によって、重くも軽くも評価され、ときには苦痛を癒す手だてとなり、時に倍加する作用ともなります。

看《み》とるということは、他人の不安や苦しみと共存共闘することではないでしょうか。

理想的な手術ができたとか検査結果が正常になったという喜びや安堵感以上に、そのときどきの病人の気持ちをしっかり受け止められる人間性こそが、看護をする人びとに求められているのだと思います。医学が進歩し、あらゆる生命兆候が浮き彫りにされ、生と死が鮮やかにふり分けられても、看とる心は病人の心と共にありたいものです。

（からだにやさしく　読売新聞１９８５年）

心の声

column

提出期間に間に合わなかったレポートのことで悩んでいる看護学生が、「私は必死で取り組んでいるのに、隣の学生が楽しそうにして……私のことを言ってるみたいな気がして、頭がガンガンするし、耳も痛くて」ときました。

「あなた気になるのね」「大声でわめきたいようです」「で、どうしたいの」「結局、私自身が頑張るより方法がないんです」「手伝えることある?」「話を聞いてもらうだけでいいんです」。別れ際に彼女は「患者さんも、いまの私みたいな気分になることがあると思います。今まで、患者さんのためといいながら、随分、自分勝手な看護をしていたのではないかと反省します」といいました。

人は苦しみに出会って、初めて他人の心が理解でき、苦しさや悲しさを共感できるもののようです。痛くもない耳が痛く感じられたり、音を立てるはずのない頭がガンガンして、いまにも割れそうだという病人の訴えの中には、多分にそうしたものが共存しています。このような病人の痛みや不安に心の声を傾けてあげることができたら、看護の苦労は現在より半減するのではないでしょうか。

とかく私たちは、何もいわず、おとなしく従って下さる患者さんを歓迎しますが、それを強いることが、患者さんにとって、どれほど苦痛かを、十分に考えなければならないと思います。

（熟年 老いをみる　読売新聞1984年）

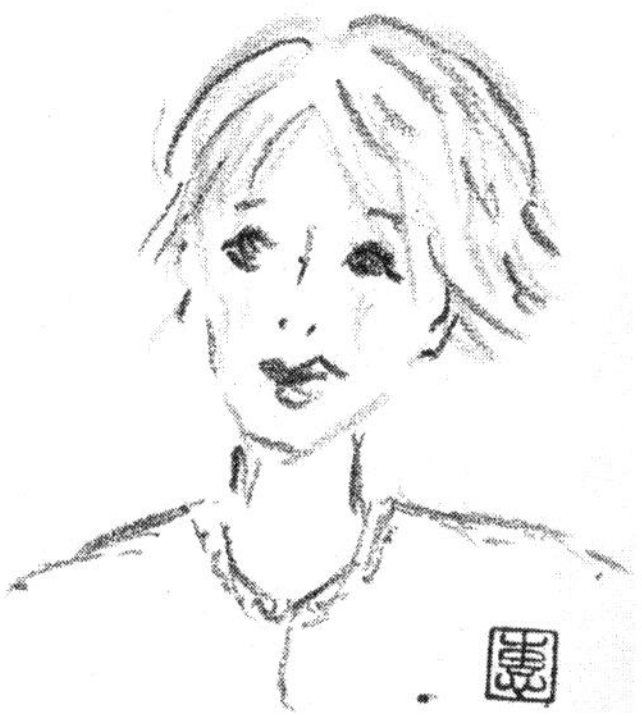

3　介護施設におけるターミナルケア

寿命としてあきらめず、延命のみにこだわらず、本人の意思を尊ぶ

［1］ターミナル期の高齢者

ターミナル期を生きる人のために

ターミナルケア、看取りのステージとは、次のようなことではないかと思います。

「十分生きたからとあきらめないで、かといって延命にこだわるわけではない、旅立つその人が一番すてきに見えるように、いまこの時間があるのです」

もうあきらめてしまうとか、延命すると決めてしまうのでもありません。いろいろと悩むところに、人間のおもしろさや尊さがあるのではないかと思います。

床ずれをつくらない

私の祖父は、脳梗塞で亡くなるまでの約1年ほとんど寝たきりで、半年は寝返りも打てない状態でした。後に母が「何もしてあげられへんかったけど、床ずれをつくらずに送ってあげたことが唯一親孝行やった」と話していました。

その頃卒業したばかりの私は、「これからは専門職になるんやから、床ずれをつくらない看護婦に

なろう」と決心したものです。

ぬくもりの里で老健を創るときも、床ずれが出ないようにと介護の人たちにやかましく言ってきました。重病化や高齢化で長く寝ている人たちには、床ずれが出かかることもありますが、比較的少ないようです。私が言っていたことがいまも守られていて、うれしく思っています。

高齢者介護・看護の視点

高齢者にとって、老いによる喪失は大きな問題です。思うように動けなくなり、自信をなくし、環境も変わってきます。私もかつての同窓生に連絡しても、亡くなったり特養に入ったりしています。長く入院していたおばあさんが退院して家に帰ってみると、それまで親しかった人が2人も亡くなっていて話し相手がなくなったと、外来に来て嘆いていました。高齢者の命や時間は、いまが大切だと考えさせられました。

高齢者の看護・介護は、加齢による身体、精神、社会環境などの変化を理解して、その人のＱＯＬを高めることなのです。

それと、その人の特徴をよく知って可能性を引き出すことです。徐々に衰えていくけれども、その人がもっていた特徴、技術、知識などを引き出して、それが衰えないようにサポートし、手伝っていくのです。

本人が、いつまでも自信をもち、安心感のある生活ができるようにしていくことが大事だと思います。

人生の最終章を施設で生活する人の心理状態を理解する

特に特別養護老人ホームに入所しているお年寄りの場合、ただ優しいていねいな介護や自立に向けた支援をしていくだけでいいかというと、そうではありません。それは個々に、いろいろなどろどろとした人生の垢のようなものがあると思うからです。

たとえば、入所することに一応納得して来たものの、長い人生これまでがんばってきたのに、なぜ家族といっしょに生活できないのか、という気持ちもあるでしょう。

逆に、一人で生活したいという気持ちがあっても、判断力が衰えたり行動しにくくなったりしたら、やはり誰かの世話にならないといけない。でも、家族には面倒をかけたくない、という方もあるわけです。

あるいは、施設でお世話になれば家族が安心できると考えて、半ばあきらめたような気持ちで入所生活をしている場合もあるかもしれません。

一番大きいのは、日々の暮らし方が変わることです。食生活も住まいも一日の時間の流れも変わります。着るものも変わるかもしれません。

このように、施設に入ってからの高齢者の心理状態を、いろいろと考えてみる必要があると思います。

誰でも安心して、生きがいを感じて暮らせること

誰でも、自分が認められること、生きがいがあるということでないと、本当の安心はないと思います。

これまでの暮らしに近い生活環境、家族や思い出を大切にしていくこと、さらにその人が必要とさ

れ、役割がある、期待されているなどの気持ちを失わずに生活できることが大事です。また、人と人との関係がよいか、支え合えるか、何かのときには医療や福祉などの専門機関や行政の支援も受けられるか、家族も安心して生活できる状態であるか、なども考えていかなければなりません。

施設の生活では、そうしたことが本当の安心につながるのではないかと思います。

［2］よりよいQOD（死の質）のために

病院と施設ケアの目的の違い

病院には、病気やケガを治療して機能を回復して退院する、つまり命を救い守り、社会復帰につなぐ役割があります。

施設で一番大切なのは、人としての尊厳、その人らしさが守られることです。それは、三大介護とも言われる、食べること、排泄すること、清潔にすることが、気持ちよく、きちんとできていることが条件であり、その上にその人の好みや希望などがかなえられることが大切です。

また、施設入所の目的は、よりよく死ぬ、ということだと思うのです。まれには在宅復帰もありますが、一般的には、死ぬときまでその人らしさが守られ、生き抜けることです。そのためには加齢による変化を受け止めて、まず生活の質を維持し、楽で安心できる暮らしを守っていく、支えていくのが介護の仕事だと思っています。

社会的な視点（生活支援）の重要性――支援する側の共有認識

施設では、いろいろな職種が関わっていくことがあります。その場合、特に高齢者福祉に関しては、それぞれの専門性を互いに尊重すること、そして、介護の社会的な役割、意義などをきちんと踏まえていることが大事で、死生観や社会観を共有できるようでないと、よいチームケアができないと思います。

高齢者だからどうでもいいとか、世の中の役に立たないからということで、相模原の事件（注：2016〈平成28〉年7月の元施設職員による施設入所者殺傷事件）のようなことが起きては困ります。最後まで、その人の尊厳を守れるような信念をしっかりもってないといけないと思っています。

高齢者は死に向かって生きている

上智大学でターミナルの研究をしていたアルフォンス・デーケン先生が、高齢者は死に向かって時間を刻むかのような状態だ、と指摘しています。高齢者は死が身近であることを自覚して、死に向かって生きているわけです。

人生そのものに向き合うため、ターミナルケアには生活の質が大事です。また、亡くなったら終わりではなくて、その後にその人のことを偲ぶ気持ちも大切だと思います。

死に逝くまでの人生を左右する

デーケン先生はまた「人間には4つの死がある」とも指摘していました。肉体的な死、心理的な死、社会的な死、そして文化的な死、ということです。

肉体的な死は、人間の力ではどうにも変えることができませんが、それ以外の3つの死は、家族や介護者など看取りに携わる人の関わり方、人柄、介護観、知識や技術、社会観、人間愛などによって、死に逝くまでの人生が左右されます。つまり、関わる人の人間性や愛情によって、最後まで人として生かされ、美しく誇り高く、尊厳ある人生を閉じることができるのです。

だから、関わる私たちがいかに大事な立場であるか、それほど大きな、大変な、尊い仕事をしているということです。

限りある生の充実のためのケア

人は生きがいがなければ、死んでいるのも同然です。肉体的な死に際して、いまから生きがいを何とかしなさいと言っても無理なことですが、たとえばこれまで絵を描く、小説を書くなどしてきた人に、それを続けられるように支援することはできます。

高齢になってもこれまでどおりの生活が継続できるような心理的、社会的、文化的な支援を続けることはできるはずです。それが、QOD（死の質）の向上につながるということです。

生きがいのある生を充実させるために能力や経験を生かせるような文化的な支援、必要な医療が受けられ苦痛を緩和する身体的な支援、可能な限り社会参加できるような支援が大切です。

さらに、家族との交流や家庭生活のためにたまには帰宅してもらう、あるいは地域に出てもらうことで、地域の歴史のなかで自分は生活しているのだという自覚をもち続けられるような支援も大切です。そのためには、住みやすい優しい街づくりも必要となります。

［3］看取りのとき

施設での看取りの目標

利用者が望まれる生活を最後まで支援することが、大事な目標です。

施設の反省会でも、亡くなってから「もっとあの人のことを知っていたらよかった」とか「もっと好きなものを聞いておけばよかった」などとよく耳にします。

ホスピスの平均入院日数は約1か月で、短い人は2週間くらいだそうです。ぬくもりの里の平均入所期間は3年です。「それぐらいあれば、もっとご本人のことを聞くことができたんじゃないかな」と、私は言うのです。

するとみんな「あ、そうですね」と言うのですが、なかなか日々のことになると、忙しい仕事にかまけて、本人の希望を聞く機会は少ないように思います。

それでも、ターミナル期に入ってから自宅に帰ったり地域に出向いてもらったり、本人が好きだった天ぷらをいっしょに食べに行ったりと、いろいろしたことがあります。お孫さんの結婚式に出席してもらったこともあります。このように、できる範囲で支援することも必要だと思います。

すると、家族はいつまでも思い出して「あんなにうれしそうな表情を見たことなかったです」とか「きっと喜んでいましたわ」などと話題になります。そんな声を聞くと、私たちも本人の希望をかなえられたとほっとするし、何よりも家族の喜びになると思います。

施設でのターミナルケア――心身状態の変調をくみ取る感性

入所高齢者は、ほとんどがターミナルステージにあると考えても、間違いではないと思います。多くの高齢者はそれを自覚しています。とはいえ、入所時は細かい医療的な情報が少ないため、病棟や外来の看護師から情報が得られるようにしてほしいと思います。

ぬくもりの里の入所者の平均年齢は85歳、平均要介護度は4・1以上です。利用者には基礎疾患の複雑な病態があり、それに対するいろいろなお薬を飲んでいて、なかには糖尿病や心不全などの重要な薬も含まれています。なかには飲まないでもいいような薬もありますが、本人の気休めにもなり得ますし、服薬管理も非常に重要な仕事です。

その上、余力がなくなってきていてちょっとしたリスクにも弱く、インフルエンザが流行るとすぐに罹患することもあります。場合によっては、それが引き金になって亡くなることもあります。

その一方、高齢者は少々しんどくてもあまり訴えません。高熱が出たり状態が悪くなったりしてから介護職や看護師たちが気づくこともあります。それでは遅いと言わなければなりません。

また、説明しても、耳が遠かったり認知症があったりしてうまく理解できないこともあります。言葉が出ない、あるいは世話になっているから無理を言わないように気を遣っている人も結構あります。思うように話せないから言わないこともあります。

そういうように、高齢になるほどいろいろな気遣いが働くのではないかと思います。さまざまな思い、細かな感情の変化も感じられるような感性豊かな看護師になってもらいたいと思っています。

ターミナル期の判断

ターミナル期には、自分で「おかしい。いつもと違う」と思っても、その状態を訴えられる利用者は少数です。

食べられない、体重が減少する、活気がない、水分もあまり取らない、点滴をしても効果がない、反応が乏しい、意欲がない、会話がない。こんな状態またはそのいくつかが重なったときは、年齢や病気の状態、それから全身状態などを考えながら、ターミナルに近いのではないかと考える必要があります。

残された時間を、その人の一番幸せな状態にして支えていくことを考えていきたいと思います。

どのように看取るのか

どのように看取るのか。看取りの時間とは、次のようであってほしいと思います。

まず、一人の人として尊厳が保持され、その人がその人らしく生き抜こうとする時間であるということです。その人も家族も孤独にならず、つらいときは話ができ、困ったときは相談でき、気持ちよく安心して過ごせる時間です。そして命について考え、死を受け入れるために気持ちを整理する時間です。さらに、死にゆく人の功績を讃えたり、敬意を示したり、別れを惜しむ時間です。

介護者にとっては、その人の状態、家族の健康や生活状態、疲労度などを見ながら、寄り添い、悔いなく送るための時間です。また、悲しみを共感することで人が生きること、命の尊さや死について学ぶ時間であると思います。

死に対して不安感をもたないで、その人らしく迎えてくださるように、普段の生活を続けながら、普通の生活の延長で送りたいと思います。安らかで、拘縮や褥瘡やケガがなく、美しく尊厳が保たれている状態で送ることが大切だと思います。

［4］食べることを支える

食べられないとき、その原因や理由を考える

食事がまったくできないときは、主治医と相談する必要がありますが、それだけでなく、その原因や理由を考えてほしいと思います。

精神的な障害がある場合には、まれに「食べてはいけないと神様から告げられている」と言う人もあります。また、義歯がうまく合わない、口内炎がある、虫歯が痛いなど口の中に何か問題があることもあります。便秘やそのほかの体調も考えられます。食べるということがわからない、食べ物かどうか警戒している場合もあるかもしれません。

医師と相談しながら1週間程度は、点滴や少しずつでも食べたり飲んだりしてもらう努力をします。それで効果がなければ、状態を医師から家族に説明してもらいます。そして今後の医療と介護について、家族とスタッフがいっしょに話し合います。

食べていただけるような工夫

食べることは本来、高齢者にとって一番の楽しみだろうと思います。ですから、できるだけ食べられるように工夫します。好みの物を勧めたり、食べたい雰囲気をつくったりします。

一種類だけだと、嫌いなものは拒否すると思いますが、いくつかあれば、そのなかから選んで食べてみようという気持ちになるかもしれません。自分で選べるような勧め方をしてほしいと思います。また、なじみの人といっしょに食事をする機会もつくりたいと思います。

ここで、ナイチンゲールの『看護覚え書』にある言葉を引用します。

「三時間ごとに茶碗一杯の食事を勧める。それで食べられなかったら、一時間に一度大さじ一杯ずつ勧めてみる。それでも食べられなければ、一五分おきに茶さじ一杯の食べ物、飲み物を勧める」

唇を潤すと細菌感染の問題があると言って、死に水も口に含ませないという考えのところも多いようです。しかし、在宅で亡くなる場合ならそこまで考える必要はないし、好きな食べ物を口に含ませて、あとは口腔ケアをしっかり行えばいいと思っています。

胃ろうの選択について

どうしても口から食べられなくなったときは、胃ろう（胃から直接栄養を摂取するための医療措置）を造るかどうかを決める必要があります。

迷っている家族から相談があった際、この人なら胃ろうは造らない方がいいと思ったとしても、そういうことを伝えてはいけません。本人の意思があれば本人、それがなければ家族が決断できるように支援していくことが大事です。私たちのものさしで決めることは、その人の尊厳を一番傷つける、損なうことになると思います。

では私たちが何をするのか。胃ろうを造った後にどうなるのか、その人の病態や状態から予測を伝えることです。

それから、胃ろうを造った後のケアをどうするのか、ということです。食べるという大きな楽しみがなくなるのですから、それに代わる楽しみを見つける手助けをしてほしいと思います。テレビが好きだったらテレビをいっしょに見る、落語が好きならカセットを買ってきて聞いてもらうのもいいでしょう。

食べられない苦痛や不安、不自由さから脱出できるように、これまで以上に温かく、楽しめるような関わりをしていきたいと思います。

［5］観察力が問われるターミナルステージ

医師の告知—ターミナルケアのステージ

告知については、まず医師と家族、関係者による話し合いをします。状態によっては本人も同席し、医師から家族に、あと何か月くらいという予測と告知をするようにしています。

次に、看取りに際してどんなケアができるかを説明し、関係者、家族で話し合います。その人に合った看取りでなければいけないので、画一的ではありません。家族からその人の好みやこれまでの生活状態を聞いて、その人の望むように、生活の場を整えます

さらに、看護師からケアの内容を説明して、同意書をいただきます。看取りのケアプランについてのカンファレンスを週1～2回行い、ケア内容を記録し、後日のケアに生かすために残しておくことは大事です。スタッフと家族で情報を共有すること、情報や状態の引き継ぎが大切です。

また、穏やかに過ごせる場所の整理、飾り付け、しつらえ、音楽、それから家族や付き添い人の食事やお茶、休んでもらうベッドや寝具などの配慮も必要です。

次に、急変時の対応です。ターミナルステージで、ここで最期まで見てほしいという意向であっても、病状が変化すれば、家族の気持ちが揺れることがあります。また、結婚して遠方で暮らす娘さんらが帰ってきて、「こんな施設で最期を看取るのはかわいそうだ。病院で診てもらいたい」と、大騒動になることもあります。

そういう意見も含めて、揺れ動く家族の気持ちに寄り添っていかなければならないこともあります。

経過観察とケアの特徴

残された時間は短いため、ていねいな観察と対応が必要です。臨終における看護師と介護職それぞれの役割をきちんと決めておく必要があります。

身体の変化の評価は看護師がしないといけません。食事、排泄、会話、清潔などの多くは介護職がすることですが、生活面で可能な限り本人、家族の希望を聞くこと、介護職と家族との情報の共有も

忘れないこと、家族に対する支援も忘れないようにしてほしいと思います。

臨終のマナーとして、どんな言葉をかけるのか。黙って頭を下げるだけでも悪いことではありませんが、ひとこと「長いことがんばりましたね。ご苦労さまでした」「きれいなお身体ですよね。安心してください」と、亡くなった人に声をかけるのもよいことだと思います。家族に対してねぎらいの言葉をかけるのも忘れてはいけません。

死亡確認は医師が行います。エンゼルケア（死後の処置）は、ていねいに清拭し、更衣して、あとは家族と相談しながら、葬祭業者に任せてもいいと思います。

ていねいに見送るということは大切ですし、ケアの振り返りとして偲ぶ会を開いて家族といっしょに思い出を語ることも学びになります。

優れた観察力をもつ

いつの間にか亡くなっていたというのは、看護師としては寂しいことです。特に高齢者の場合、意識のない人や訴えられない人も多く、どう観察していくのか難しいことです。状況判断が難しく、コミュニケーションが取りにくい人もあります。観察・記録・情報の共有が大切です。

若い人なら高熱が出るなど何か身体的な反応があるものですが、高齢者は熱もなく穏やかに亡くなっていく人も多いです。近頃はあまり点滴もしませんから、呼吸もきれいなまま静かに亡くなっていくことがあります。しっかり観察しないと、最期が見届けられないこともあります。

ナイチンゲールの『看護覚え書』には看護師にとって優れた観察力が最も重要であると書かれてい

ます。

観察力とは、たとえば跳ねるような脈は動脈瘤があり、急性の炎症あるいは出血の危険を告げる、ぴくぴくとふるえるような脈もあるとナイチンゲールは表現しています。

どれほど愛に満ちていても、観察力をもたなければ看護師とは言えないということを、ナイチンゲールは言っています。これはすばらしい言葉だと思います。よく頭に入れて、このように観察し表現できるようになってほしいと思います。

尊厳の保持と変化に気づく感性

尊厳の保持とは、簡単に言えばその人らしさを保つことです。人にはなじみや好み、望みがあり、自分はみんなから敬愛されている、認めてもらっていると思える感覚があります。人によって受け止め方は違うと思いますが、そういう感覚を患者、利用者も自覚できるように、もてなしていくことが大事だと思うのです。

ターミナルの場面では、介護者も看護師も、その人をどれだけ理解できていたかが問われます。余命幾ばくもない、あと何日かで亡くなっていくかもしれない人を前にしたときに、自分はその人をどれだけ知っているだろうか、その人の気持ちに応えられているだろうかと、自らに問いかけてみることが大事です。

言葉、表情、行動、活気などから気持ちを読み取る。目を見て優しく手を取り言葉をかける。そのときの体調を観察する。本人が幸福であるか、いい気持ちでいるか、喜んでいるか、安心しているか、いつもと比べてちょっと反応が違うのではないか――。できるだけ多くのことに気づける、身近に感じ取れるような豊かな感性を身につけてほしいと思います。

［6］死は自然の贈り物

ターミナルステージは、死にゆく人や家族、関係者が、これから起こる変化や死に対して抱いていそうな不安や恐怖を、少しでも緩和する時間です。また、お互いにわかり合い、生きてきた人生を振り返りながら、よりよい状態で別れの時を迎える、その準備のための時間でもあります。

人は生きているだけで尊い。私たちはその尊い人と介護を介して親しくなり、その最後に出会うことが許されています。普通の人ができない、他人の肌に触れたり、心を開いて話してもらったりします。職業とはいえ、人間冥利につきると思います。介護の仕事に誇りをもち、この出会いに感謝してほしいと思います。

アルフォンス・デーケン先生は「人は死に向かって生きている」と指摘しました。私は、死は生きている人間に対する自然の贈り物だと考えます。いつか、みんなが賜る贈り物なのです。みんな、いつか亡くなります。そのため、今日を充実した希望のある明るい一日にしたいと思います。

正面から死と向き合えてこそ、介護の仕事の意味が深まります。しっかりと考え、死生観をもち、自分を大切に、豊かな心で、愛のある介護をしていってほしいと思います。

チューブ栄養

一日の大半を要する
食事の世話に家族も決断

自宅で療養生活を送るMさんは食べ物を飲み込もうとするとむせたり、あふれ出たりして思うように食べることができません。「食事に二時間もかかります」。Mさんが病院から帰ってきてから、家庭内のダイヤが全く狂ってしまい、子供たちと話し合う時間も持てなくなった。このままでは、「世話をする私の方が倒れてしまいそう」。家族はいまにも泣きそうな表情でそう訴えられました。

家庭で病人の世話をする場合、何よりも時間と知恵と労力を要するのが三度の食事の世話で、そのために一日の大半を費やすことも少なくありません。ましてMさんのように上手に飲み込めない場合は少量ずつ時間をかけて介助しなければなりません。だからといって三食を二食にして手間を省くなどということは家族の心構えとしてできるものではありません。

column

主治医はいろいろ考えた末、鼻から胃へチューブを入れ、食べ物を注入する方法もあることを説明しました。ためらっていた家族も背に腹は代えられないと納得しました。鶏ガラで取ったスープ、すりつぶした魚のこし汁、ミキサーにかけた野菜、誕生日にはMさんの大好きなお酒も注入することができ食事にかける時間も短くなりました。

ところがある日、突然に発熱。主治医は食べ物が誤って気管に入って肺炎を起こしたのだといいます。手当てが早く大事には至りませんでしたが、家族はびっくりしました。まもなく元気を取り戻したMさんは胃瘻（いろう）をつくることになりました。おなかの皮膚を切開し胃壁に通じる道をつくるのです。「おじいさんの体にメスを入れるなんて」、初めは家族も反対でしたが、長期戦に備えて決心されました。

何よりも生命のために、
介護者の負担も少しでも軽く

Mさんは胃瘻をつくるために入院されましたが、一週間後には傷口もいえ、再び自宅療養になりました。おなかの皮膚を開いて胃に挿入されたチューブは腸の動きにのって、まるで昔からあったからだの部分のように揺れています。食事の時間になるとクリップをはずし、イリゲーター（注入器）に入れた流動食を注ぐのです。鼻からチューブを入れていたころは、鼻の穴がただれたりチューブが抜けたり、あるいはチューブの位置が浅くなっていて逆流した注入食が気管に入って肺炎を起こしたりしましたが、胃瘻の場合はそういう心配がほとんどなく、安心して注入食を続けられます。

　しかも注入食の濃度と温度、栄養のバランスとカロリーに注意さえすれば、Ｍさんの体力が維持できるのですから、家族は食事の準備と並行して仕事が進められます。「時間に余裕ができて、細かい所へも手が回ります。少しずつですが口からも食べさせてあげられるようになりました」と大喜びです。Ｍさんも空腹によるいら立ちや鼻孔の不快さから解放され、ふくよかな表情を取り戻されました。

　食べ物が飲み込めなくなったり、むせたりする状態が長く続くと、何らかの方法で栄養を補給しなければなりません。方法としては、点滴による高カロリー栄養法とチューブ栄養法がありますが、家庭で行う場合は後者の方が一般的であり、胃瘻チューブが最も安心できるように思います。消化器疾患がない限り、食べる機能に障害が起きても、体力を維持できるのです。

　何よりも生命のために、そして介護者の負担が少しでも軽く、長期戦に耐えられるようにと考えていかなければと思います。

（からだにやさしく　読売新聞１９８５年）

最期のみとり

column

医師は他人の死について予測し、肉親や家族に告げることができます。救命や延命のための手だてを打ち切ったり、ありとあらゆる医学的な力を借りて生命と闘い続けることもあります。それは、何人も介入しがたい人の生命を託されるだけのすぐれた人格や識見、それに相当する人間性を病人や家族、社会から認められているからでしょう。

あきらかに死の近づいた病人を前に「変わったことがあれば、すぐに連絡を」と言い残して立ち去る医師。その後病人に起こるであろう変化とは、まぎれもない〝死〟を意味しています。残り少ないエネルギーを燃やし尽くそうとする病人、そばで真剣に見守る家族。「先日まで無理難題をいっていましたが、らくそうになりました」。いとしそうに病人のほおや手を撫でながら「もう痛いことも、嫌なこともしてもらわなくてもいいんですよ。安心しておやすみやす」。病人を励ます家族の口から、医療に携わる者としては胸を刺されるような言葉が聞かれたりもします。「変化があれば」、そういい残して医師が去った後、看護師にとっては辛く、厳しい時間が続きます。死の瞬間までらくに呼吸が出来るように、最期の表情が安らかに保てるように、吐物や排せつ物で周囲が汚れたり、悪臭がこもって家族に不快感を与えないようにと、人の生命の尊厳をみつめながら、死を迎えようとする病人と家族と共に、心と時を分かち合うのです。数ある人の中で、その死を私の手に託しながら逝く人……その瞬間、他人とは思えない身近さと職業としての人間みょうりを感じるものです。豊かな人生観を持ち、心やさしい最期の演出者でなければと、人の死は思いの尽きるところがありません。

（からだにやさしく　読売新聞１９８５年）

第3章
看護の力と誇り

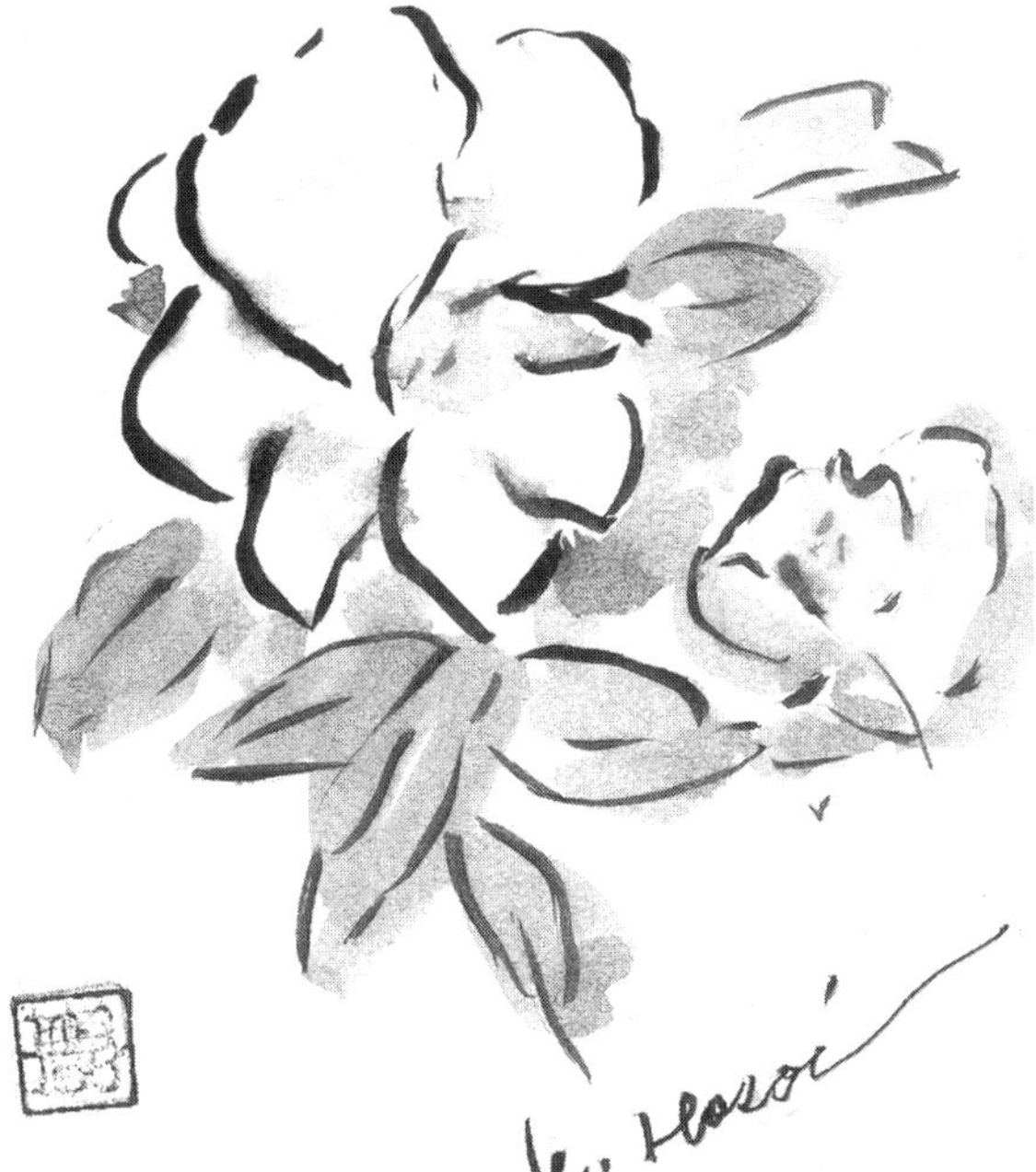

細井氏を囲んで、同志社女子大学看護学部看護学科の高齢者・在宅看護学を担当する教員でお話を伺った。座談会は、2019年6月、同志社女子大学看護棟蒼苑館において行った。

細井氏が京都南病院に就職した頃の様子から始まり、透析やICU・CCUの開始や訪問看護のことなど、先駆的な実践に病院を挙げて取り組んでいた頃の話へと拡がっていく。その後、細井氏が影響を受けた人・もの、現在やこれからに向けての話なども伺った。

細井氏のこれまでの看護実践の根底には、氏を支えてきた信念や人に対する深い洞察が横たわっており、何より看護に対する誇りを忘れず看護の力を信じてこられた氏の思いが存在することを強く感じたインタビューであった。

参加者（敬称略）
細井恵美子
岡山　寧子（同志社女子大学看護学部学部長／教授）

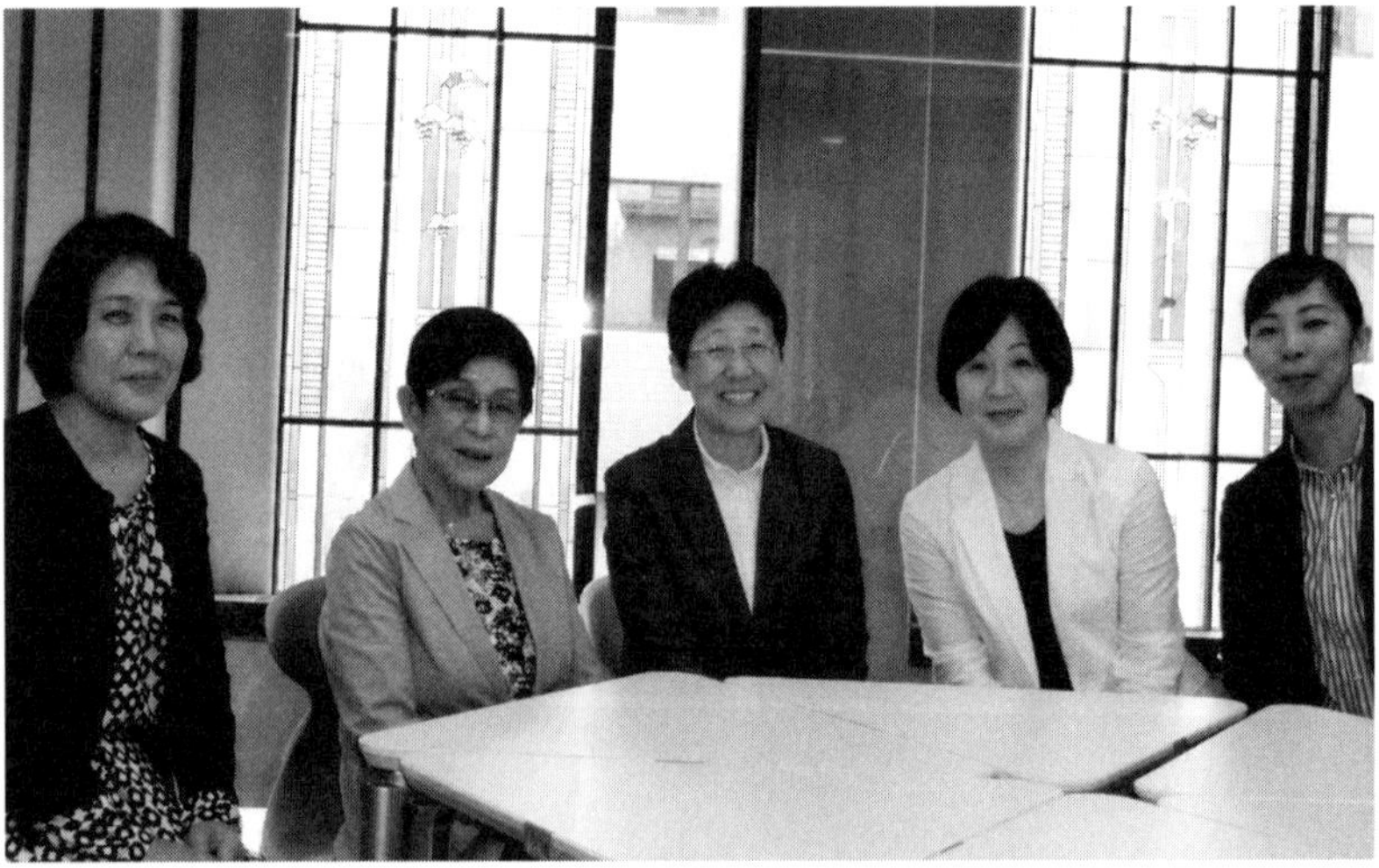

蒼苑館にて（左から小松、細井、岡山、杉原、山縣）

小松　光代（同教授）
山縣　恵美（同講師）
杉原百合子（同准教授）

杉原　細井先生には高齢者実習の講義をお願いしていますが、看護を学ぶ学生にぜひ伝えたいことなどをお話しいただけたらと思います。よろしくお願いいたします。

［1］先駆的な取り組み

人工透析

杉原　細井先生は1967（昭和42）年、36歳のときに京都南病院に入職され、翌年から総婦長をされています。人工透析はその後に開始されたのですか？
細井　1969（昭和44）年頃でした。
杉原　その頃、まだ京都では透析できる病院はなかったのではありませんか？
細井　京都府立医科大学病院か京都大学病院か、どちらかが試験的にやっていると聞いていましたが、民間では京都南病院が京都で初めてと思います。
経験者がいないから、名古屋の中京病院に看護師を2名派遣して、2週間研修を受けてもらいました。私も、医師や検査技師、ケースワーカーといっしょにあちこちの病院を見学して、治療や看護に関する情報を集めました。
初めの2か月ほどは、手術室で外科、内科それぞれの医師とケースワーカー、事務員、検査技師、看護師、家族が見守るなかで行いました。患者さんは20代の青年と、30代の重症の方でした。とても大がかりな設備でした。
杉原　その頃は、シャント（注：透析時の血流回路）はどのようなものでしたか。
細井　そうですね、この頃はまだ、透析を行うために動脈と静脈を体外でつないで保護しておいて、透析時にはつなぎ目を離してダイアライザー（注：透析装置）とつなぐ、という体外シャントでした。少しでも血液が漏れると、継続できないし大変な手間で時間のロスになる。
ダイアライザーは、平板（キール）型というもので、両手を広げるほどの長さがあり、幅は60センチほどで、かなり重い大きな装置でした。平板の上にセロハン膜を広げて左右から皺をつくらないように静かに2枚重ねる。2人がかりです。セロハン膜の重なった間に血液を流すのですから、あらかじめホルマリンを流して消毒し、蒸留水で洗浄した上で行う。油断できない作業でした。
杉原　手作りでダイアライザーをつくっていたということですね。その平板にセロハンを張り、その間を血液が流れると、透析されたきれいな血液が患者さんの身体に戻って行くのですか。
細井　そう、そういうことです。開始して3年間ほどはその装置でしたが、その後使い捨ての装置に変わっていきました。
透析医療の技術的進歩は信じられないほど速くて、このままでは追いつかないと感じました。そこで透析専門のユニットを整備していきました。この頃には男性の看護師も配置でき、スタッフも安定して働くようになりました。

透析は、常に正確さとていねいさが求められ、患者さんに不安を抱かせないために穏やかなコミュニケーションが必要であるとともに、わかりやすく説明することが必要です。そのためには透析の原理やその過程を勉強し、理解しておくことが求められます。スタッフの努力と苦労は想像以上だったと思います。

初めは3時間くらいで行いましたが、医師が検査結果を見て、尿素窒素が排出できてない、電解質のバランスが悪いなどがあると、検査技師とも相談して、透析時間や圧のかけ方が検討されます。そうなると、そこに配置するスタッフ探しが必要になります。人手がなく、寝る間もないくらいでした。

杉原　その頃は、それほどまでして働かれていたということですね。看護師さんたちがついていけるのは、きっと先生が率先して身をもって示されたからでしょう。

細井　私だけではありません。後に引けない仕事ですから、みんな本当にがんばりました。技術がまだ未開発だった時代を何とか乗り越えてきたからこそ、その後の進歩があるのです。草分け的な仕事ができたことは、医療技術や人体について学ぶよい機会であり、工夫や研究などの姿勢が育つように思います。私にとって、ものすごくプラスになった貴重な体験でした。医師とともに、尿素窒素がどうだ、電解質がどうだと、患者さんの状態を話し合いながら勉強させてもらえました。

病気をよく知らないとよい看護はできないと確信しました。マニュアルが全然ない時代です。英語の雑誌や辞書が頼りで、「これ何のこと?」と医師に聞きながら勉強しました。そんな時代でした(笑)。

ＩＣＵ・ＣＣＵ、患者の人生を医師たちとともに

杉原　その頃、同じようにＩＣＵ（注：集中治療室）とＣＣＵ（注：冠動脈疾患集中治療室）を導入されたのですね？

細井　そうです。ＩＣＵはもう少し後だと思います。それでも、京都市内では結構早かったと思います。手術室もクリーン化しました。

杉原　先ほどの人工透析もＩＣＵも、先生が「これからの時代はこういうのが必要だ」という感じで始められたのですか？

細井　私が、ということではありません、看護師ですから。でも、地域の人がよい医療を受けられるようにしたいという思いは同じでした。「これから」というより「追いつかなくては」ということでした。自分で言うのはナンですが、当時のスタッフとともに、すばらしい協力者だったと思っています。

医局の勉強会では、医療のこれからについて話し合う機会がありました。特に、院長の笹井外喜男先生の考え方に、多くの医師が共鳴して集まっていたと言えるかもしれません。笹井先生は当時、京都南病院の理事長、院長を兼務されていて、総婦長になったときに「この京都の南部地域の救急医療を担えるような病院にしたい。そのための看護体制を」と言われました。

その頃すでに内科は、糖尿病、高血圧、呼吸器などの慢性疾患管理外来を行っていました。病歴管理をしている民間病院はほかにありませんでした。病歴管理士や栄養士、保健師たちもよくがんばっていました。たくさん論文も残っています。とにかく、ちょっとはみ出し者と言ってもいいくらい優秀な人が多かったのです。

疾患別の健康教室も、保健師や栄養士を中心に行っていました。覗いてみると40～50歳の人が多く、やがてこの人たちが高齢化していつかつき合うときが来る、と思ったものです。その頃、日本の高齢化率は17％くらいだったと思います。

入院患者さんには、いまのように高齢者は多くなかったですね。1972（昭和47）年の老人医療費無料化に伴って、にわかに65歳以上の高齢者の受診が増えて、長期入院も急増しました。

一方では急性期医療充実の必要に迫られ、もう一方では高齢化の波が寄せて来るという状況で、看護としてどうするか考えましたが、相談できる人も当時はまだ少ない状況でした。

医療を求めているのは街の人たちで、私たちはその人たちの様子を見ながらニーズに応えていくということで、どちらも必要という思いでした。

透析も初めは急性期ですが、一旦受けるようになると生涯縁が切れません。心臓もペースメーカーを埋め込めば、生涯管理を受けることになります。

そういうことを思うと、目の前の患者さんや医療を見つめるだけではなく、その後の長い人生と地域社会の変化もテーブルに載せて、総合的に考えることが必要です。京都南病院の理念である全人的な医療がこれなのだと思いました。

地域を見わたし続けることで、この地域に住む人たちが、この地で健康を守られながら、最期まで暮らし続けられるような街づくりにつながっていきます。ですから「病院は地域のみなさんの財産なのです」と、何かの折には必ず話していました。

杉原　そういう姿勢で、先を見つめていたということですね。

細井　もちろんそれは、私がというよりも、職員みんなが患者さんや地域のことを考える病院だったのです。

京都南病院では、全人的医療という理念と、次の「3本の柱」のスローガンを掲げてきました。すなわち「みんながかかりやすい病院」「よりよい医療をめざす病院」「社会の進歩に役立つ病院」の3つです。

このスローガンを私なりに考え、ここに寄り添ってくる人たちとともに地域社会に役立つ「看護を拓いていきたい」と考えていました。差別や偏見のない豊かな考えの人が多いこの職場で、一生がんばっていこうと決めました。

京都南病院は、人を大切にする病院です。私は、看護のスローガンを「やさしくていねいな看護」としたのですが、いまも継承されているようです。

地域医療に積極的な医師が集う

杉原　そういう先生方が多かったわけですね。また京都南病院には、もともと地域のための病院という面があったわけですね。

細井　そうです。地域医療に取り組みたいという先生方が、大学病院の医局から飛び出して集まっていました。一時は多かった。

京都の私立病院協会は、堀川病院の竹沢徳敬先生、早川一光先生、京都南病院の笹井先生、大屋史郎先生、小河一夫先生、川合一良先生、安藤正昭先生、森孝雄先生などが話し合って基礎をつくったのです。
京都南病院と堀川病院は一時、竹沢先生が両方の理事長をされていたそうで、私が就職した頃もかなり親しく交流していました。特に内科は、笹井先生を中心に笹井ゼミが開かれていて、カンファレンスが継続されていました。私も婦長さんたちとときどき同席し、お茶の接待をしながら勉強させてもらったことがあります。ゼミに参加して、しっかりした思想や方向性は人の心を動かし、同じ仲間を呼び寄せるものだと思いました。
杉原　早川先生も同じ時代ですか。その頃からいろいろな先生方が地域医療に関わろうとされていたのですね。
細井　早川先生は私より6歳ほど上です。堀川病院での活動は有名ですが、どちらかというと先生が飛び抜けていて、みんなが隠れてしまっていた感じでした。
京都南病院のよいところは、チーム医療ができていたことで、堀川病院との違いはそこです。当時の医師たちで存命なのは、京都南病院元院長の川合先生です。いまでもお会いすると「僕たちは同志的結合体だった」と……（笑）。
岡山　細井さんが丹後中央病院から京都南病院に移られたのは、やはり地域医療に向き合おうという思いからですか?
細井　そうです。その前に九条診療所でいっしょに働いていた医師や事務員が、すでに京都南病院に移っていました。九条診療所は、もともと民医連の診療所です。そこで働くと自然にそういう考えが身につきます。

堀川病院も京都南病院も初めは民医連でしたけれども、両病院とも民医連から離れてしまいました。いきさつはよく知りませんが、政治活動に重きを置く民医連派と、医療を中心にという考えの人が分かれたのでしょう。

杉原　そのあたりも含めて、地域に目を向けている医師がいることを知った上で、京都南病院に行かれたということですね。

細井　私の実家は辺鄙なところで、どこに出かけるにも1時間余り歩くのが当たり前でした。子どもの頃、伝染病にかかった人が大八車で運ばれるのを家の陰からのぞき見たことがあり、そんなことから地域の保健医療には関心をもっていました。

丹後中央病院に勤務した当時は、まだ地方では救急医療の体制がなく、病院は往診もしていました。ときどき同行しましたが、呼ばれるのは緊急時の大変なときです。たとえば自殺、山仕事中の事故、積雪のなかの死亡確認などが記憶に残っています。１９６０（昭和35）年頃から、救急車が走るようになったと思います。

九条診療所は地域の住民との結びつきのある診療所でしたから、自然に学んでいました。しかし、知人のいる京都南病院へ行くのが自分のためによいのかどうか迷って、京都赤十字病院や京都府立洛南病院、その他に5か所ほど面接に行きました。でも、総婦長さんと話してみても一生働きたいという気持ちにならなかったので、結局、京都南病院に入りました。

岡山　京都南病院には、信念をもって、行くべくして行かれたのだと強く感じました。

透析の効果

岡山　当時人工透析を受けた患者さんは、どんな感じになりましたか？

細井　回復したと思います。透析を受けても普通の人として生活できることを目標にしていましたから。

山縣　それまでは亡くなる病気だったのですね。

細井　そうです。その頃、専門医は森孝雄先生でした。透析を始める前、民間の小さな病院に導入するべきかどうか、患者にも職員にもすごく負担がかかるからと、熱心に話し合いました。透析が始まって間もない頃、画期的な成果を実感する機会がありました。サルモネラ中毒の子どもが2人救急搬入されたのです。意識がなく、そのままでは亡くなってしまう状態でした。それが、1回の透析でドラマチックに意識が戻り、数日で退院したのです。

院内はもちろん、透析治療の威力がすぐさま翌日のニュースとなり広まりました。やっとスタッフの苦労が陽の目を見たのです。やりがいを感じた瞬間でした。その後、スタッフの口から「やりがいのある仕事」という言葉が連発されるようになりました。

関西での死体腎移植の成功例は、京都南病院で透析を受けてきた患者さんでした。さらに、透析を受けている女性の出産もそうでした。苦労を重ねて努力した結果、患者さんが明るい笑顔になって戻って行ったのです。

透析友の会（注：1971年に京都南病院人工透析友の会が結成された）の会長をしてくださった方は、自営業の傍らかなり長く透析を続けられました。そして「京都南病院で透析を受けた人の透析寿命は、おそらく日本一長寿だと思う」と、5年目の京都腎臓病患者協会（注：社会福祉法人京都市上京区社会福祉協議会内に京都腎臓病患者協議会がある）の総会で話されました。

ほかにも前田こう一さんという方が、透析治療を続けながら『難病の海に虹の架け橋を──立ちあがる人工透析者・難病者たち』（労働経済社、1982年）という本を出版し、誰でも透析療法を受けられるような制度の確立のために努力して成果をあげられました。

私たちはこの人たちによって、誇りをもって仕事を続けられたと思います。苦労はしましたが、そのしがいがありました。透析は本当に印象的です。

看護師と聴診器

杉原　聴診器を看護師が持つようになったのは、いつ頃のことですか。

細井　1969（昭和44）年に3階南病棟を重症病棟にしたときからです。透析でも必要でした。高血圧管理外来では、透析を始めた森先生が担当でした。血圧測定や検査データを重視される先生でした。もちろんICUでも必要でした。私が「マイステート（注：自分用の聴診器）を持とう」と言って、みんな個人的に買ったと思います。私も、介護予防の血圧測定でいま使っている聴診器は、そのときに購入したものです。聴診器はよいものでないと、という森先生の指導で、その頃としては高価だったように記憶しています。

杉原　でも、そのことについて当時の看護協会からも横やりが入ったということですね。

細井　研修に行ったときに、いろいろな所から聞いてきていました。「京都南病院は医者の真似しているみたい」って（笑）。

杉原　看護師が聴診器持って、と？

細井　はい。薬を処方しているとか、手術をするとか、病名を決めるとか、そんなことしているわけじゃないのにね。観察と状態を看るために聴診器を使うということなのに、その辺りの区別もわからないのかって思いましたよ（笑）。

杉原　いまの私たちにとって看護師が聴診器を持つのは当たり前なので、聴診器を持っていなかった頃がむしろイメージしにくいですね。それまでは医師のシンボルということだったのですね。

細井　それより前の１９６７（昭和42）年頃は、診療報酬の基準で血圧測定1回１・８点、吸入１回28点と、医師には技術として認められていました。看護師がそれをしても、看護業務のなかに包括されていました。

診療報酬には、各時代の医師会の考えや社会的な影響力が反映していると思います。それから間もなく制度が変わって、小さな技術料は医師が手放したわけですが、これも看護業務のなかに包括されてしまいました。看護師が行う手技は、技術として認めないのが医療の世界ですね。

介護保険の場合、最初から介護計画、つまりケアプランは要介護度によって料金が決まっているでしょう。看護には、そういったものがなかったのです。

訪問看護を始めた頃、訪問看護師さんたちがお金もらうのをためらっていました。看護は聖職だと……。でも、看護師は空気を食って生きていけますかと、笑いました。

いまは医療法が改正されて、これまで医師にしかできなかった医療行為の一部を、看護師ができるようになってきました。でも、個別の技術料はつきません（笑）。私は、看護師の教育や知識、技術のレベルが高くなってきたから、一部医療的な行為を安心して任せられるようになった、と考えています。そしたら気持ちが治まりますから。

山縣　その頃から看護師が血圧を測り始めたのですか。

細井　そうです。できる看護師はもっと早くから測定していたと思います。測定方法は、私も看護学校で教わりましたが、最高と最低の血圧を意識するくらいでした。いま思えば、あれでは役に立ちません。でも、岡山先生の頃には当たり前だったでしょう。

岡山　測定していました。聴診器も持っていました。私は１９７５（昭和50）年頃の教育を受けています。

杉原　もうその頃には、それが定着していたのですね。

岡山　５年ほどで定着はしましたが、その頃からされていたのは本当にすごいと思います。

細井　ＩＣＵが普及したのもあります。ＩＣＵや透析を始めて、ナースが聴診器を肩にかけて歩く姿をよく見るようになりました。京都南病院では１９７０（昭和45）年には、もう当たり前だったと思います。

［2］訪問看護ステーション制度への20年

社会的入院の増加

山縣　この頃から、それまで救えなかった命が一気に救えるようになってきた、という実感もあるのですか。

細井　そうですね。この頃、一時は急に救命率が上がったと感じました。医療が進歩して、命だけは助かったけれども、植物人間のような人が増えた頃がありました。社会復帰できる状態ではないのです。

結局、なかなか退院できないので、いわゆる社会的入院ということになりました。その影響で、救急医療が受けられないという問題が出てきました。患者さんのたらい回しが一時、新聞沙汰になるほどでした。

京都南病院でも、ご近所から「ずっと自分たちの病院だと思っていたのに、救急で受け入れてもらえなかった」という苦情が出て、これではいけないと相談して、どうやってベッドを回転させるかを考えたのです。

あるとき、患者さんの娘さんとの面談で退院の話をしました。その後、娘さんがちょっと病室を出た後です。ちょうど私も帰り支度をしていました。大きな音がして、その患者さんが3階から投身されたのです。80歳くらいの男性でした。

私と話した後、娘さんが「退院を言われているけど、家に帰っても、寝てばかりいられるようなところはないよ」というような話をしたそうです。その人は、ゆっくり寝る場所がない自分の家に絶望したのだと思います。

そんなことがあって、退院してもらうのもどうかとためらいました。なぜかその頃、特別養護老人ホームには入ってもらいたくない、そんな気持ちがありました。でも、ほかにもたくさん救える命もあると考えて、1972（昭和47）年から訪問看護を進めることにしたのです。

訪問看護の開始

細井　高齢者というより、事故の後遺症の人も多く、外科も内科もベッドが埋まってしまいました。それで初めは、訪問看護をできるのかしらと心配でした。

もともと往診医療はしていました。結核で在宅療養している人のストレプトマイシンの投与や、在宅での看取りの人が対象でした。

その頃、医療のことは保健所もあまり厳しくなくて、家に行ってレントゲンや心電図を撮ったこともあります。往診のために、わざわざ携帯用のレントゲンを購入していました。よく駆り出されてついて行きました。どっちかというと、そういう活動のほうが好きでした。

医局が動けば看護師もいっしょに動く、技師も行くということです。問題があればMSW（注：医療ソーシャルワーカー）も同行していました。そういう習慣があったから、うまくチームが組めました。

けれども訪問看護を受ける方は、看護師が来てどんなことしてくれるのか、すぐには納得できません。お医者さままの時代だったからです。

最初は、72歳くらいの脳卒中の患者さんでした。主治医とケースワーカー、理学療法士、外来師長、運転手、医療事務の人、みんな集めてカンファレンスをしました。「どうしたら家に帰ってもらえるか」。もちろん、家族にも入ってもらいました。家族には「入院中と同じように看護をします」と言いました。

何かあればいつでも対応しますと。

家族は「そんなことは家ではできません」と言われていたのですが、「試みに、一旦帰ってもらいましょう」と、無理やり退院していただいたようなことでした。それで、とにかく毎日1時間は家で介護するということにして、訪問看護が始まりました。

訪問時間の算出、家族の理解

細井　その前に、入院中の慢性の患者さんを中心に、一人の患者さんに一日にどのくらいの時間、ベッドサイドに立って直接看護をしているか、を調べました。すると、検温や観察、食事、排泄、清潔、環境整備なども含めて、平均20分くらいでした。そして結局、1時間もあれば十分ではないかということになりました。

杉原　介護保険の介護度を決めるときも、そのようなやり方でした。そのときも、そういう経緯があってのことだったのですね。

細井　きちんとした裏付けがないと納得してもらえないし、説得もできませんから。すると、家族も「受けてみようか」となりました。でも初めの2週間ほどは、文句ばかり聞きました（笑）。お金も入ってきません。２週間ほどして、多分５００円だったと思いますが、ご主人に「車代をいただくことはできませんか」と相談すると、その頃の医師の往診は保険内でしたから「医者が来てもただやのに、看護婦が来てなぜ５００円払わないといけないのか」と怒られました。

それからも根気よく続けていたら、１か月ほどして「医者よりも看護婦のほうが値打ちある。

500円は安い」と評価が変わりました。「ご飯を食べさせてくれて、体は拭いてくれる。じいさんはいつもきれいにしてもらって、嫁さんも喜んでいるし、病院と同じや」と喜んでもらいました。

それで自信がついて、車で運転手さんに行ってもらうときだけ500円の車代をもらうようになりました。

杉原　訪問にも、総婦長自ら行かれたのですね。

細井　そうです。外来ナースが兼務してくれたから常時ではありませんが、そんなに人がいないので、たまにはその現場に行かないと……。

患者さんのなかには「病院から追い出される」と思っていた方もいました。その頃の京都南病院では職員組合の勢いが強く、ある日、看護師詰め所に呼ばれて「総婦長は患者さんを追い出すのか」と抗議を受けました。

それで「いまはどこも訪問看護をしていないし、みんなただ働きで、病院にも職員にも迷惑かけているけど、そのうちに必ず訪問看護が必要なときが来る。やっていてよかったと思うときが来るから」と言って……。

杉原　間違いなく来ました。

細井　彼らの思想は堅かったけれども説明すればわかり合える人たちばかりで、「いまは辛抱してがんばろう」ということになりました。ところが10年経っても、それこそ全然、制度に乗りませんでした。みんなに申し訳ないと、そう思い続けました。

杉原　だって1972（昭和47）年ですもの。

退院指導をはじめる

細井　透析は血圧も大切なバロメーターの一つです。血圧測定も正確さを求められました。そんなことから、脳卒中に対する関心も早くからもっていました。

卒中を病むと麻痺が残り、いろいろと不自由になります。障害を残すこともあります。普通に言葉が出なかったり、歩けなかったり、場合によっては認知症のような症状も出ます。そんな状態を見て、これから認知症の人が増えるに違いないと思いました。

だから私が京都南病院に就職して最初にしたことは、あまり動かない人の腰紐を持って「いっしょに歩こう」と、歩いてもらったのです。いまなら「人権問題だ」と言われますね……。

杉原　でも早期離床、動いていただくことは大事ですね。

小松　その「動いてもらう」という発想が、普通なかなか難しい。

細井　発想はともかく、腰紐を引っ張るのは乱暴でした。

また1976（昭和51）年頃から、退院指導をしました。初めは脳卒中の患者さんでした。退院後に家でも安全なケアができるように、家族に2日泊まっていただき、吸引や経管栄養食の注入の仕方、バルン（注：膀胱留置カテーテル）の管理を勉強してもらいました。もちろん退院後は訪問看護をします。ところがそれを知った人から「基準看護を採用していて付き添いをつけるとは何事か」と、怒りの電話がかかってきました。

そのとき考えたのは、基準看護はこのままでいいのかと、一人の患者さんの人生に寄り添っていく看護であるべきではないか、ということでした。その人に合った看護をする。病名は同じでも一人ひとり違うのだと。命も病気も生活も、それぞれだと思いました。

在宅療養部、そして訪問看護の法制化

細井　でも、1982（昭和57）年に「往診と並んで訪問看護は必要だ」と、院内に在宅療養部を設置してもらえました。うれしかった。

杉原　そこまで10年、訪問看護ステーション制度ということで言えば、さらに10年かかっていますね。

細井　そうですね、1992（平成4）年ですから。

1990（平成2）年に私、厚生省（当時）へ行ったのです。厚生省の担当係官にアポイントを取り、看護協会の事務局の2人といっしょでした。そのときの費用は、薬剤センター（注：京都南病院や堀川病院が共同運営している事業所）から出してもらいました。病院で訪問看護ができなかったら、薬剤センター傘下で共同実施したらいいと考えていたからです。

そのときに、大体のシミュレーションをして持って行きました。1回5000円くらいで採算が取れるということだったと記憶しています。そして「もう20年もがんばってきたのに、早く制度化してもらわないと」という話をしました。

すると、そのちょうど2年後にスタートしました。つまり、そこから準備して1992（平成4）年には制度ができたわけです。私の行動が少しは力になったかな、と思っています。

小松　いや、大きいですね。

細井　そんなことを立証するものはどこにもありませんけれども……。

［3］看護の力

看護には無限の力が

杉原　先生が影響を受けた人、または出来事を何か挙げるとしたら？

細井　看護師さんにはいません（笑）。本をよく読んでいるから、本からだと思います。

神谷美恵子さんが、ハンセン病の人に「あなたが私に代わって、病んでくださったのですね」という詩を書かれていますが、そんな言葉にぐっときます。

ほかにも谷川俊太郎さんの詩のなかに「私が熱でふるえているとき、私の熱を数字に変えたりしないで」とあります。この詩は、私が地域医療研究会の医師の集いで紹介すると、「ギクッと胸に刺さった」と言ってくださいました。医師の心にも響いたようです。わかるでしょう？　熱が高いとすぐに「ああ、お薬。ああ、先生」と言って……。

杉原　「38度5分だわ」とか「下がった。37度何分」とか、それで済ましてしまうということですね？

細井　そうです。そんなのは看護ではないでしょう。患者さんの気持ちとしては、傍にいてほしいということです。その言葉は心を動かしました。ほかにもたくさんあります。

また、現代医療は高齢者や慢性疾患の治療には限界がありますが、「介護（看護）は無限の力を持っている」という白澤政和教授の言葉があります。この言葉にも希望と自信を与えられました。

私の父は急性期の病気でした。腸閉塞で小腸が壊死して切除してもらったのですが、3回も危篤の知らせを受けました。その3回目のときに、甥が「もう、死んでから呼んでほしい」と言うのです。「3

回も4回もかなわない。職場に迷惑をかけてしまう」と。

それを聞いたときは腹立たしく思いました。でも私は、急性疾患は治るのが当たり前と考えていますから、父は絶対に回復すると信じて世話をしていました。

1か月間休みをもらって傍に付き添いました。初めは食事もまったくできませんでした。せん妄が出ておかしなことを言います。でもあきらめず、できるだけ父の自然の回復力に任せようと見ていました。するとある朝、父が照れくさそうに食事をし始めました。そして、3回目の危篤のときから1か月間で退院となりました。

そんなことがあって「急性期の病気は治さなあかん」と思っています。

杉原　そのときに、身をもって実践されたのですね。

細井　高齢者の慢性疾患は、食べられなくなれば、できるだけ「静かに看取る方向へ」と思っていますが、「急性期の病気は治さなあかん」「看護には無限の力がある」と常に思っています。

時代の要請、医師たちとの出会い

杉原　ずっと前向きに走ってこられた原動力、先生をそこまで支えてきたものは何でしょうか。
細井　タイミングでしょう。変革の時代、社会が変わるタイミングに私が生かされてきたのだと思います。自分がではなく、周りのみんなにいい具合に導いてもらえたと思います。
岡山　そのタイミングをどうやって掴み取るか、ですね。私では多分通り過ぎてしまう。
細井　1965（昭和40）年を境に、医療が一気に進歩しました。私が考えたのは、自分の住んでいる地域の身近なところで、よい医療が受けられるようにということです。ちょうどその頃に、京都南病院に就職したということです。

当時、生活保護の人は、大学病院などの医療を受けられませんでした。京都南病院の患者さんは半分が生活保護と日雇い保険でした。いまは違いますけれども……。それで、その人たちにも、よい医療を受ける権利がある。誰でも普通に必要な医療が受けられるようにしないといけない、と思っていました。

当時の医師もみんな、もっとよい医療をしたいという思いをもっていましたから、それに応えたというのはありました。活動は一人では無理です。すばらしい医師が集まっていますから、みんながそれぞれにやりたい医療を、できる医療をやっていける場を、器をつくりたいと思いました。

また、医者だけでいい医療はできないと思ったので、「チーム医療」がうまく育ったのかと思います。

杉原　いまでこそ「チーム医療」と普通に言いますけれども、その頃からなのですね。

「断らない」ということ

杉原　先生ご自身が「自分の原動力」と思われることはありますか？

細井　そんなものはありませんが、ただ「断らない」というのがあります。何でも、断ったことはありません。

杉原　「断らない」というのは、何か要請が自分のところに来た時には、何でも受け入れるということでしょうか？

細井　はい。何でも。断ったことないですね。
杉原　私たちの実習も断らずに受けていただいて、もうほんとに感謝しています。
細井　いったん断ったら、もう二度と出会いがないって思うのです。出会いを大切にしているのかもしれないですね。
小松　なるほど。出会いを大切に。
細井　それは、もう、どんな人でも、利用者さんでも患者さんでもみんなそうですけど、出会いが大事と思っています。
１９７５（昭和50）年から介護保険ができる２０００（平成12）年までは、人生で一番忙しかったように思います。私の話がわかりやすいということで、介護保険に移行する準備のために、日本全国いろいろなところから講演に呼ばれました。青森、鹿児島、福岡の鳥栖、四国、東京、神奈川などにも行きました。
杉原　それは、老健施設の運営などについてですか。
細井　その頃、読売新聞にコラムを書いていたのです。全国版でしたから結構反響がありました。書いていることは、いま見たら恥ずかしいような何でもないことでしたが……。
杉原　いやいや。やはり、その時代の要請だったのだと思います。
岡山「介護保険ってどんなんだろう」とか「どうなっていくんだろう」とか、みなさん不安だったと思います。
細井　介護保険が始まる前に、京都府からいろいろな相談や聞き取りもありました。京都府の介護保険準備室のなかでもいろいろ意見をくみ上げていただいたように思います。ケアマネジャーの講師もさせていただきました。

介護保険における看護の立場

細井　介護保険は、よい制度であるとは思います。けれども、介護保険では看護の立場が抑えられてしまって、福祉の力が大きく前に出ている、と考えたことはありませんか？　私は看護師ですから、やはり考えます。なぜ介護福祉士でするのか、准看護師制度からの移行を考えなかったのかと、そんなことも考えていました。

岡山　その発想は、介護福祉士法ができたときの話も含めてですか？

細井　そうです。准看護師をなくして、看護師一本にしたいと思っていましたから。私は旧制度の看護師ですから、看護協会にコンプレクスがあるのです。だから看護協会の活動にはあまり中心になって参加してないし、発言の場はありませんが、心の中でいつもそんな思いをもっていたのです。

岡山　最近またその話が出ています。「これだけの単位を取ったら介護福祉士資格も取れる」というような准看護師の教育です。そういう動きがあります。施設の看護師さんには准看護師が多いっていうのは、データとしてあるのですか。

細井　そう、多いですね。

小松　その辺りをどうするかということですね。

ケアを担うのは?

細井　看護師がもっとがんばったらよかったのに、どうしてだろうと思います。高齢者のケアは、看護本来の仕事だと思いますから、特養のケアを看護協会がどのように考えていたか、疑問に思います。

小松　それと、福祉専門職の人たちが上手に政策をつくった、とも思います。自分たちの立ち位置が、それまで国家資格としてはありませんでした。その立ち位置を上手につくり、看護師にはなかった力を福祉専門職が発揮したように思います。

細井　社会福祉士は自信をもっていると思います。社会的な評価としても、たとえば講演料は、看護師より社会福祉士のほうが高い場合があります。

岡山　看護の人たちはある意味、井の中の蛙だったのではないかと思います。もっと広い意味で社会福祉のなかの自分たちの立ち位置がどうあるべきかと見るべきところ、つい医療のなかでどうあるかということで、考えが狭い。そう思いますね、いまのお話を聞くと……。

細井　そうです。社会福祉士は、社会全体の構造から勉強しているから柔軟です。実は看護も、社会保障の軸のなかにあるのですけれども……。

岡山　私たちも以前「福祉施設で看護の実習をする」と言ったときに、同僚の先生に「何で看護師が福祉施設で実習するんですか」と、真剣に言われたことがあります。

小松　「レベルの低い施設で」という言い方でした。「何を言っているのかな」と思いましたし、いまはそうではなくなってきましたが、20年前はそうでした。

心に残ること、嬉しいこと

杉原　これまでで心に残ることを一つ挙げていただくとしたら?
細井　ナースキャップを取って福祉の仕事に入ったわけです。それが1991（平成3）年でした。そのとき、ナースキャップは一種の権威みたいなものだと思いました。キャップがあったから、私のことは看護師だ婦長だと思われていたのです。それなら「裸の私はどんな値打ちがあるのかな」と考えました。たとえ普段着で歩いていてもオーラが出るような、そんな人間でなければいけないと（笑）。
岡山　出ていますよ。
杉原　では、一番心に残ることは、ナースキャップに象徴されるような病院での看護ではなくて、福祉の現場や地域に出かけて行かれたことでしょうか。
細井　福祉というよりも、人間としてつき合っていけるかどうかということです。それこそ、ずっと仕事一途で来たので、近所づき合いもほとんどしていません。どうしてもしないといけない当番だけはこなすくらいでした。だから、地域の福祉現場に出かけるには、つき合い方をどうしていけばいいのか、という感じでした。
デイサービスも、回って行くとみんなに「先生」と呼ばれます。名札には「細井恵美子」としか書いてないのですが、少しは福祉の人間としてのオーラが出ているのでしょうか（笑）。でも、反省もあります。言葉が偉そうなのかなと思ったり、上から目線なのかなと思ったりもします。認知症の人に「一番やさしい人」と言われるのがうれしい。素直にそう思います。

杉原　私たちが見学させていただいたときも、ショートステイを利用するみなさんが、細井先生に「あー、先生来てくれはった」と声をかけていました。

［4］人としての尊厳を守る

現在の取り組み、海外からの研修生など

杉原　さて、これまでのことをお聞きしましたが、先生がいま取り組まれていることは何でしょうか。
細井　大きく言うと、一番心を寄せているのは人権問題です。認知症のこと、身体拘束や虐待のこと、看取りのことなど、高齢者のこれからです。
杉原　身体拘束の問題は、ぬくもりの里で日頃からずっと取り組まれていますね。
細井　そうです。身体拘束ゼロは私が一番力を入れるところです。人を拘束するということは、人として許される行為ではないと思います。介護のなかで、そんな技術があってはならないと思っています。
　ですから拘束ゼロは、厚生労働省の禁止令以前からの考えです。医療の場では、手術や精神科看護のなかでされているかもしれませんが、犯罪者でもない人を拘束するようなことを許してはいけません。これは、ぬくもりの里の介護の理念でもあります。
　また、人を育てることは大切だと思っています。でももうその立場ではないので、いいコミュニケーションで心がつながり、少しでも思いが届けば、と思っています。

先日はミャンマーからの研修生と遊びに行きました。しゃべるよりもいっしょに行動して、感じてもらったらと考えたのです。

杉原　それは、この前お聞きした、ミャンマーの方たちと平等院（注：京都にある寺院、世界遺産）に行かれたということですね。ミャンマーの人たちが「焼肉を食べたい」と言っていたらしいので、先生がご一緒したとお聞きしました。きっと楽しかったでしょうね。

小松　何人来てらっしゃるのですか。

細井　2人です。3年間は研修生として学び、試験に合格すれば、日本で介護福祉士として働けるし、国に帰って働いてもいいのです。来年も何人か来るようです。一生懸命がんばっています。彼女たちはなかなかしっかりしていて、いま半年ですが、基礎的なことは理解できているようです。

これから見守っていきたいこと

杉原　これからに向けて、見守っていきたいことはありますか。

細井　私は、できたら日本人のなかから、もっと介護の仕事に魅力を感じて働いてもらえるようになってほしいと思います。

これから先、若い人が少なくなるから、将来への投資として外国の人を研修という名目でということでしょうが、その考え方がどうかと……。とは言っても、一旦受けた研修生は大切に思っていますよ。

それとやはり、高齢者が安心して暮らせるように介護のレベルを見守りたいと思います。また、働く人にとってストレスが問題になっていますが、ストレスのない職場はどこにもありません。

高齢者の介護は、自分自身の老後の勉強、自分へのケアだと思うことです。こんなにがんばって介護しているのにとか、私は正しいケアをしている、などと考えないことですね。こんなことはつらいだろう、こうしてほしいのではないだろうか、と思いながらケアを考えていってほしいと思います。自分が、私がと押し通そうとするから、ストレスになるのではないかと思います。よく考え、患者さんや利用者さん、家族や仲間たちと話し合える環境づくりをすることが大事だと思っています。

ところで、ケアマネジャーなどいろいろな資格がたくさんあります。もし、一人ひとりの介護職がしっかりしていたら、その介護職が利用者さんの介護度を判断し、ケアプランを立て、ケアができるはずです。レベルが低いから、審査会が必要だったり、ケアマネジャーが必要になったりするのではないかと思うのです。

それをなくしたら、もっと現場の介護が潤うのではないでしょうか。手当も現場に手厚くできるし、ケアの質はもっと高くなります。看護はそのようにしていまに至っています。

岡山　そう言われるとそうですね。

細井　そこが「どうして」と思うところです。いろいろな資格があり、とにかく単位を取れば修了証がもらえて、研修を受けた人の数で保険料率での加算がある、おかしな制度です。

各自が自分を磨こうという、本気の研修ではありません。人と関わる仕事の貴さが理解されていません。そのあたりが看護と違うように思っていましたが、いまはどうでしょうか。看護も介護も、身を投じるほど魅力がある仕事だと思えるような職業にしたいものです。

無駄なところがたくさんあるように思います。包括支援センターや居宅介護支援事業所などの相談窓口もあるし、介護者やケア利用者の拠りどころとなるものはたくさんあるけれども、あり過ぎることで、本気で関わってくれるのはどこだろうと、かえって立ち止まってしまうことがあります。役所があまり動かないということもありますが、高齢者が多くなって対応できないのでしょうか。

看護と介護のこれから

岡山　最近は、医療、介護という言葉が並びで使われることが多くなって、ずいぶん変わってきたと思います。そうしないとやっていけないという国の姿勢なのだろうと思いますが、そういう意味では介護も本当にがんばっていかないと、と思います。いま、すごく複雑になっているのかもしれません。

細井　複雑ですね。看護と介護とは違うから、訪問看護と訪問介護とが重複しています。介護報酬のこともあり、将来どちらかが消えていくのかもしれません。

岡山　そのあたりはどうなっていくのかと思います。

細井　また考えようによっては、介護が家族の役割を奪ってきたとも言えます。施設に預けることで家族は安心して働けるというけれども、そのために家族関係が希薄になっていることは事実です。家族の多くが、亡くなられてから「かわいそうなことをした。本当はいっしょに住みたかった。最後を看てあげられなかった」と言われます。

いろいろな側面から考えると、いまの仕組みには「なぜだろう」と思うことがたくさんあります。昔なら、往診と訪問看護だけがあって、介護の部分の多くは家族の力で支えられていました。私は、家族あっての在宅看護だと、いつも家族の方々に感謝していました。それがいままでは、家族がなくても在宅医療だというのです。

岡山　それでもやっていけるような仕組みができたというか……。

細井　はい。しかしその分だけ、家族関係が崩れてしまったという面もあります。

教科書と現場の葛藤

細井　いまいろいろなところから、介護関係のことや看取り、身体拘束などについて書いた本が出ています。その内容を見ると、ひと昔前に厚生省が言い出した頃とまったく変わっていません。現場にまったく即応してないし、現場無視ではないかと思うことがありますが、いまの学生たちはそれを学んでいくわけでしょう。これもどうなるのかなと思います。世の中の変化とかみ合っていないような気がします。

小松　看護の場合は、現場での実習に教員がほとんど同行しますので、現場の状況をまた学校にも持ち帰り、「教科書的にはこうだけど、実際の臨床ではこうなのだよ」というあたりについて教えていますが、福祉ではそういうことはないのでしょうか？

細井　福祉も、そういう面は必要だと思います。たとえば移乗一つにしても、いまではどんどん変わって「引き上げないケア」と言っています。だけど何十年か前のテキストに従って教わるから、実際の場面では引き上げることになります。

小松　学生が居宅介護事業所で実習させていただいたときに、たまたま介護関係の業者さんが移乗などの福祉用具の研修に来てくださっていて、学生もいっしょに参加させてもらう機会がありました。

その業者さんの話では「すごくよい福祉用具もできてきて移乗方法もよくなって、現場はもうこれでやっているけれども、根拠がないから教科書は変わらない」というようなことでした。

結局、現場のデータを集積して、きちんと証拠として上がってくることで、このほうが腰の負担も少ないとか、利用者さんも安楽だということが、ある程度明確にできたら、教科書はきっと変わっていくのかと、そのときに思いました。

細井　でもやはり、介護の考え方で大事なのは、人としての尊厳の保持です。引っ張るよりも抱える、支える。手を持つ場合も「上から掴むのでなく、下から支える。すくい上げるように持ちなさい」と……。その人を大切に思っていることを形で表現しようとしているのです。話すときも前に立って、目の高さを同じにして、目を見て穏やかな口調で……。

小松　つまり、エビデンス（根拠）があるというだけでは……。

細井　説明が難しい、言えない、ということです。

小松　そうですね。だから、見ようとする価値がまったく違うのですね。

杉原　大事にしている価値が違うのでしょうね。

同志社大学の岡本民夫先生が「看護は、現場からの声がちゃんとエビデンスとして残ってくるけど、介護はいろんな現場でよいことをやっている割には、それがなかなか蓄積されていないので発展が遅くなっている。だから、現場の人たちの知識を何とか形にしたいのだ」と、ずいぶん前からおっしゃっています。介護や福祉の現場は、そこが難しいところなのかなと思います。

岡山　たぶん、一人ひとり微妙に違います。どうするのがよいのか、個々によってすごく違ってくる。

それに合わせて、介護職の方が一人ひとり、きめ細かくやっているのでしょうね。

細井　でも、それだけでは続かないのです。

小松　その価値の捉え方の違いについては、社会福祉に入ったときにすごく感じました。いつも責められていましたから。「看護はすぐにそうやって、根拠とか大多数の原理でものを言う」「介護の対象はマイノリティなんだ。一人ひとり違うんだ」と……。でも、看護も最後は結局、そこですよね。

細井　そう。

小松　原理原則はあっても、やはり一人ひとりは違う。そこはすごく、ずっと悩みの種です。

岡山　いまの話は何となくわかります。でも看護の人には、なかなかそこが伝わらないと思います。エビデンスもないのにどうなの、という議論を吹っ掛けてくる気がします。

小松　利用者さんや患者さんご本人の思いや声、どう思っているのかというあたりについては、看護師ももちろん大事にしています。医療者としての価値の捉え方が前面に出ると、そこにはやはりジレンマがあります。

「その人のためのケア」になっているか

岡山　センサーマット（離床を知らせるマット）についても、同じことが言えるかもしれません。病院と施設とでは、置いてあるセンサーマットの価値がどうも違うようだということです。

杉原　看護の実習でお世話になっているところは病院なので、センサーマットは普通に置いてあります。ところがその後、ぬくもりの里で実習させていただくと、もちろん使われていません。そこで学生は、はたと気がつくわけです。「センサーマットを使うことは、決して当たり前ではない」ということに。これは、実習ではよくあります。

山縣　「センサーマットをどう置くかを、それぞれの人の状態に合わせて、個別的に考えましょう」といったような。

杉原　そこが個別性だと言われます。

細井　それは、センサーマットを置くことが前提になっていますね。私たちは、センサーマットを置かなくてもいいようなケアがほかに考えられないかを話し合います。どうしても置かないといけないときには、「どういう場合に、何のために使うか」を、はっきりと説明できるならいいと思います。

岡山　何でもかんでも、それが当たり前と思うところが問題ですね。

杉原　センサーマットが反応して、「あ、動いた」というようなことですね。誰でも動きたいときには動きますすよね。

細井　それはお薬も同じです。たとえば、夜寝ないからと睡眠薬を1週間分出してもらいます。それを看護師は、何も言わずに患者さんにわたしています。毎日、睡眠薬がなくても寝られるような環境整備、関わりができることが本当は望ましいのです。

薬に頼らないといけないのなら、もう少し考えて「何時に飲んで、何時間良眠できた。この日は良眠できたから、明日はもう少し時間を早めて飲んでもらおう。そのほうが翌日活気のある生活ができる。あるいは、明日はもうちょっと時間を早めて、量を少なくしてみよう」とか……。そういう工夫をしないで、だらだらと毎日薬をわたしている。同じことですね、センサーマットも。

杉原　「はい、お薬」と特に何も考えずに、医師の指示だからと渡していることが多いのかもしれません。医師の処方と指示から逸脱しない範囲で、観察に応じた工夫がなければならないということですね。

細井　その人のことを考えず、薬をわたすこと、飲ますことだけを考えているということです。それはセンサーマットも同じです。

［5］ぶれない信念

学ぶこと、考えること、一歩踏み出すこと

杉原　学生に聞いてもらいたいこと、伝わったらいいと思うことをたくさん教えていただきました。改めて、何か言葉として残していただけたらうれしく思います。

細井　関係するいろいろな職業については、ある程度勉強して知識を得ておくと、多職種が連携する場面で助かります。そうでないと職種間がしっくりいきません。つまり相互理解です。

医学は必要で日々目にするから誰もが勉強するでしょうが、これからは、人の生活に目を向けることが大切になります。地域の歴史や社会の仕組みなども勉強し、人がどんなところでどのように生きているかを知らなくてはなりません。

たとえば、患者さんがこれからデイサービスを利用されるとしたら、どんな仕組みになっていて、どういう人が利用しているのか。またその人は、どんなところでどのように暮らしてきて、どのよう

なケアが求められているのか。ただ優しいだけ、預かるだけではなく、在宅での暮らしがよくなるように考えることが大事です。

グループホームならグループホームの役割があります。なぜ、地域密着型サービスや小規模多機能という事業があるのか。それぞれに意味があるので、そこを知っておく必要があります。

また、問題に気づくことが大切です。だらだらと仕事していると気づきません。ここがおかしいと思ったら、言葉にして話し合ってみることです。おかしな人と思われてもいいのです。ものが言えなくては進歩がありません。いままでの人は、与えられていることは正しいと思っています。正しいと思わないとできないけれども、ただそれを受け身でやっているだけでなく、そこで感じることがあったら考えること、掘り下げること、そして一歩踏み出すことです。そうすると何かが得られると思います。

公の場で発言しなくても、仲間内で発言するだけでも多少は影響力があると思います。そういう努力を一人ひとりが重ねていけば、看護の世界はもっともっとすばらしくなるのではないかと思います。

杉原　まさしく、先生がいまと先のことをその現場で感じて、考えて、一歩ずつ踏み出してこられたことが、いろんなところにつながり、広がっていると思います。

細井　そう。だから、1965（昭和40）年ごろに書いたことと、いま新たに書くことが「ぶれていない」と、みんなに言われます。

杉原　先生は、1978年に『老人が病気になったら――予防・治療・看護・社会復帰』（ミネルヴァ書房、資料208ページ参照）という本を共著で出版されました。そして、その17年後の1995年に先生が発表された文献（第4章198ページ参照）に、「各地域にデイサービス施設があって、必要なものが貸し出しできたり、看護師が家々を訪問したり、そういうことがこれからできるようになったらいいなと思っています」と書かれていますが、同時にそこには「すでにあの時（1978年）の本にも書いていた」とあります。つまり、70年代から90年代までつながっていて、そしてそれは現在にも通じることです。本当に、ぶれていないと感じます。

細井　私は、佛教大学社会福祉学科の卒業論文にも「医療と福祉の統合」というテーマでそれと同じようなことを書きました。それは1984（昭和59）年頃のことですが、いまの在宅介護支援センターや包括支援センターのようなイメージが私の中ではすでにできていました。その後、実際に老人保健施設を立ち上げたときに、私の長年の夢がやっとかなったと思いました。

ところで、それに先立って、同大学文学部国文学科の卒業時に「徒然草の無常観」というテーマで卒業論文を書きました。

「徒然草」の作者卜部兼好（うらべかねよし、吉田兼好の本名とされている）は「木は芽が出て、葉っぱが出て、そして朽ちていく。朽ちる後からすでに新しい芽が吹き出そうと待ち構えている」という意味のことを言っています。

たとえば桜の木は、冬になると幹が黒くなって熟したように少しみずみずしい感じになります。美しく花を咲かせるために栄養を蓄えているのです。そして花が咲いて、やがて花びらが散ってしまうと、その後から柔らかい緑の新芽が顔を出して、みるみる緑濃き葉桜になり、また秋を待つようになります。さらに冬が近づくと、寒さを受けて紅葉に変わり、木々を華やかに飾ります。そしてまた、木の幹はカサカサとして見えますが、しだいに養分を吸い上げるようになります。私はそういう様子を見て、卜部兼好の言う「次に新しい芽が準備されている」ということに人の世の輪廻や無常観を感じる、というようなことを卒論に書いたのです。

岡山　私、桜をそんなふうに見たことはなかったです。

山縣　咲いているときしか見たことないです。

杉原　そうですね。「あ、咲いた。ああ散っちゃった」という見方でした。

小松　「表面的なものだけ見るのではなく、もっと中身を見ないといけない」ということですか。

杉原　時の流れとともに衰えて見えるけれども、実は次の時節を迎えるべき新たな芽吹きがあるということでしょうか。それは人の世にもあてはまることで、新しいものごとに臨むには、そのために必要な準備としてのいわば栄養を蓄えておくことが大切だということですね。これから私たちも栄養を蓄えることにします（笑）。

先生は、「医療と福祉の統合」というイメージを早くから形のあるものとして準備して、その実践を蓄積してこられたわけですね。

細井　そういうことです。桜はどこにでもありますから、よく見てください。そうすればきっと感動しますよ。

誇りをもって

岡山　いま先生のように、看護職で福祉の施設長さんなどでがんばってらっしゃる方は、京都ではどこかあるでしょうか。

細井　看護師では少ないですね。訪問看護などで開業しているすごい人はいますが、福祉のなかでは、看護師はあまり管理職になっていません。みんな、かなり力はもっていますけれども……。

だから、ある施設長さんに「うちの看護師がモヤモヤしているから、一度、話を聞いてやってください」と言われて、行ったことがあります。何でモヤモヤするのかというと、自分のほうが古くて能力があると思っている。利用者のこともよく理解し、何かのときは頼られているのに、新しい介護職上がりの人が施設長や管理者になっていくと……。施設長にならなくても、リーダーになったりはするでしょう。それがモヤモヤの原因のようでした。

だけど「よい看護師で、みんなから信頼されていて、ご家族にも利用者さんにも、健康のことや生活のことを話すことになるのだから、何もほかの人を見て下とか上とか考えなくてもいいのではないの」と話すのです。「自分がよい看護師であるかどうかが問題じゃないの」と……。そんなことで悩むより、人間として成長することのほうが、自分のためにいいですから。

とはいえ、人は比較しますからね。私もときどきそう思うことがあります。

杉原　そうなのですか。

細井　はい。福祉の大学を卒業した社会福祉士さんなんかと比べたら、私は福祉の世界では無名人、初任者だと思います。十分、コンプレクスをもてます(笑)。だけど自分の看護観に誇りをもっているし、福祉との共通した理念が通い合っているから、そこに心を寄せながら、自分に誇りをもっています。

ぬくもりの里には8畳の和室が2室あり、ターミナルの人が常に2～3人いらっしゃいます。「あそこの1室を看取りの病室にして、ベッドを置いて、そこにご家族も寝泊りしてもらうようにしたら」と言っていたのです。

その後その部屋に行ってみると、ベッドが整っていて、利用者さんもご家族も穏やかに過ごされていました。付き添いさんのお布団やソファも準備してあるし、なかなかさっぱりした部屋になっていました。ただ、色がないのです。ちょうどアジサイの季節だったから「アジサイを生けてあげたら」と、花瓶に入れて持って行ってもらいました。

それから、ふすまを開けようとするとガタガタするのです。誰も苦情を言わないし、「これはこういうものだ」で済ましているのかと思えたのです。「これでは夜、ガタガタしてうるさいと感じるじゃない。これでいいの？」と聞いたら、みんな黙っている。「蝋《ろう》とか油か敷居に引いてみたらどう」と言ったら「え、そんなことするの」という表情なのですね。いまの若い人は、そういうことを知らなかったようでした。

山縣　私も「ふすま、取り外しましょうか」みたいになりそうです（笑）。

細井　いまはもう、若い人はみんな隙間もない、きちんとした家に住んでいますからね。でも誰かが蝋を引いたようで、「軽く動きますわ」とみんなうれしそうにしていました。

そんなふうに気が回らないのは、近頃は家でする修理などが少ないのでしょう。部屋の装飾についても同じです。ターミナルのほうの病室の整え方は、マニュアルもつくってあるし勉強しているはずなのですが、なかなか私の思っているようにはいきません。「なんでできないの」と言いながら、言われて初めて気づくのもいい経験になるのだと笑っています。

杉原　そうですね。そんなところまで気づかないのですかね。

細井　だから、気が抜けません。

それと、亡くなる前は足の末梢がチアノーゼ（注：血中酸素の欠乏による青紫色化）になって、冷たいし痛いだろうと思うような状態になります。「足浴してあげたらいいのに」と言いながら見ると、足先が黒くなって壊死状態に近い。「こんなになっているから足浴もできないのです」と言うので、「何か方法ないの？」と聞くと「さあ……」という返事です。「ビニール袋にお湯を入れて、足を温めてあげたら」と言って、次に行ってみるとちゃんとやっている。「やる気があればできるね。これ、新しい方法やね」と笑いながら褒めるのです（笑）。

要するに、マニュアル通りにしかできない人が多くなっているということです。「してあげたい」と思っても、してもいいかどうか苦しんでいる。何か方法はないかと考えて一歩踏み出さないと、介護の喜びは感じられないと思います。「できません」と言っていては、何もできないですよ。

私はいまのような新しい看護教育は受けていませんが、そのおかげで、どうすれば患者さんや家族が安心できるのか、うれしいのかを、いまの生活や医学情報をもとにして、いろいろ考えることができていると思っています。知識が浅い分、脳細胞に隙間がたくさんあって、新しい情報を受け入れる余裕があるのです。あきらめないこと、柔軟にものごとを考え、クリアできるように常に心がけていきたいと思います。

杉原　今日の先生のお話は、ぜひ学生に伝えたいと思いますが、私自身の心にも残るものばかりでした。今日は本当にありがとうございました。

column

日常性を満たせるケアを

老人にとって入浴は、食事を味わう楽しみや、排せつ後の健康観、良眠できた朝の快適さと同じように、大切な生活の一部分である。

以前の話になるが、長い間寝たきり生活を余儀なくされていた老人が、特殊浴槽を利用しての入浴を希望され、運搬車で運ばれてきた。この老人は、言語障害のため言葉が不自由であった。不安のため左右の手を固く握りしめ、移動の度に振動するリフトに小さく震えていられた。そのころの私は、自力で入浴ができなくなった人が、他人の世話で入浴する場合、どのようなプレッシャーを感じるのか十分理解できていなかった。

まず、老人をストレッチャーの上で裸にし、バスタオルで露出をふせぐ。あらかじめ測定した血圧や脈拍に異常がないことを確かめ、次に全身状態や皮膚の変化を観察する。介助中に不足なものや動作中危険を伴うことのないよう準備を整える。言葉かけをしながら、老人をリフトごと浴槽におろしていく。湯加減になれないためか一瞬老人の表情がこわばったが、やがて穏やかな元の状態にもどった。全身を湯につけ、やや屈曲している両下肢を膝から足首にかけて伸ばすようにしながら筋肉をほぐす。すると、しっかり握りしめていた手指の力が抜け、枯れ木のような五本の指が少しずつ湯の中で開いていった。

しばらくしてその手はぎこちなく胸のうえで合掌にかわり、心地良く閉ざした目じりから一筋の涙が糸を引いた。瞬間、言葉にならない老人の心が、はっきりと読み取れた。ふだん何気なく行っている入浴が、このように大きな喜びや感動を感じさせるものかと改めて感じ、喜びとはほんの身近な日常性を満たすことなんだと痛感した……。

（自分らしく老いるために　京都新聞１９９１年）

語りかけ

column

寝たきりの老人に「おじいさんは目を開けていると、とてもいい男ですね」と、訪問看護師が声をかけると、人が変わったように生き生きとして、笑顔を見せ、いやがっていた訓練にもやる気を示し始めたそうです。

天井をじっと見つめていたり、うつむいて目をつぶっていたり、定まらない視線で遠くを見ている時、人は何を考えているのでしょう。寝たきり老人の、うつろな眼差しは、望み、とまどい、嘆きの入り混じった心の表現ではないでしょうか。

問われても、答えることができない。しかられても、わびることができない。うれしくても、その喜びを表現しようのない不自由さの中で、他人のなせるままにわが身を預け、なるに任せて生きるのはどのようなことでしょうか。私はいま自分の意志で、自分の足で生きているという喜びを感謝に変え、老人の生きがいを探してあげて下さい。

老人が、生きるために身を乗り出してくるような働きかけを考えてみて下さい。

昼となく、夜となく、うつらうつらしている元大工の老人に「あした棟上げですよ」と後継ぎの息子が話しかけたら、急に目を輝かせて「何時からや」と答えたといいます。老人の興味や関心の持てるような話題を探しながら、新しいコミュニケーションの方法を学んでください。

（熟年 老いをみる　読売新聞１９８４年）

第4章

蒔き続けた種

――細井恵美子氏の執筆文献から

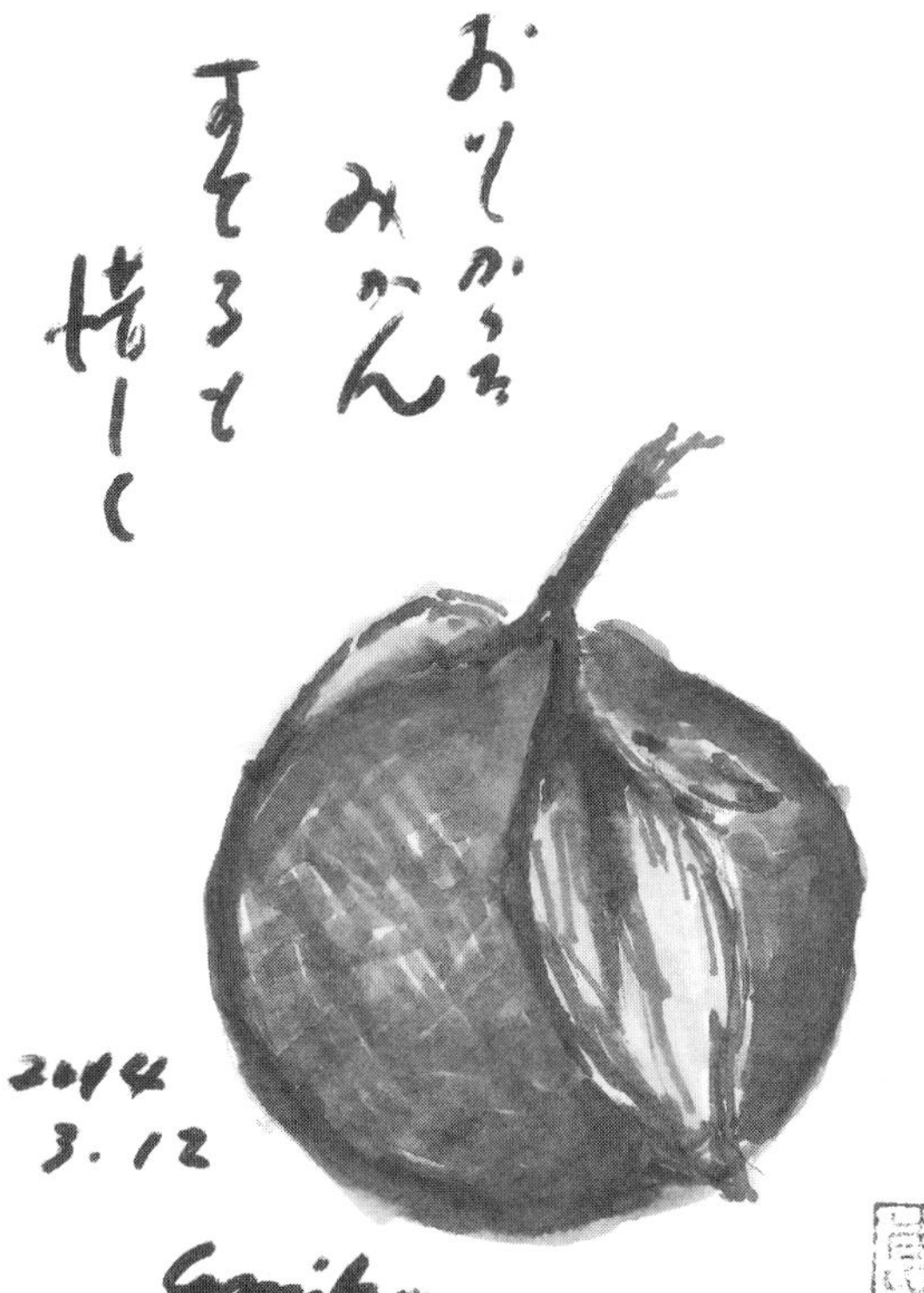

細井氏は多くの書籍、文献を発表されている。さまざまな先駆的な取り組みを行うと同時に、それを発信することにも精力的に取り組み、看護の質の向上と社会的な評価を得ることに腐心されていた。書籍・文献のリストは巻末を参照されたい。

これらの文献は、細井氏の先駆的な取り組みと、いち早く地域に目を向け高齢者とその家族を支えようとする気概にあふれている。また、その内容が多岐にわたることに驚かされる。

総婦長の時代には、訪問看護やターミナルケア、病院のボランティア活動支援などについて多く発信されている。また、病院経営や看護業務に対する報酬についての文献も多く、多角的な分析をもとに鋭く指摘されている。

さらに看護教育についても、現在の教育にも役立つような示唆に富んだ内容でまとめられている。

社会福祉施設や老人保健施設での施設長などを兼任するようになってからは、施設における看護師の役割や多職種との連携についての取り組みなどもいくつか発信されている。

これらの文献には、その時々の社会情勢から先を見越す力とともに、人に対するあくまでも優しいまなざしが感じられる。

この章では、細井氏の多岐にわたる文献からいくつかを紹介したい。

writing 1

「病院」第43巻第2号、1984年（医学書院）

「病院のあり方と個人の希いが一致」

この文献は、「現場向きの看護師」を自認していた細井氏が、総婦長として病院管理業務に尽力することとなる端緒と、その後も地域に根ざした医療に対する気概をもち続け、現場主義を貫こうとする姿を鮮明に映し出すものである。

京都南病院では1968（昭和43）年3月に前任者が退職した後、総婦長職が空席のまま基準看護の監査日を迎えようとしていた。細井氏は、誰も引き受け手のない状況で臨時的に総婦長代理の任に就き、その後も、自ら希望したものでもなく適性に対する自信もないなかで、そのまま総婦長としての大役を負い続けることになったと述べているが、病院側の細井氏への期待が大きかったことは想像に難くない。

折しも、闘争的な学生運動や過激な大衆運動が盛んであった社会情勢にあって、医療労働者の待遇改善に対する強い権利意識が伴う威圧的な労働争議や団体交渉を経験し、管理職としての自覚や態度を否応なしに教育されたと振り返る。

また当時は、医学が日進月歩であったと同時に、一方では老人医療費支給制度による受診者増に伴う看護師不足、ベッド回転率の低下、救急患者の受け入れ困難など、今日の病院における老人問題の前兆が出現し始めた時代であった。

京都南病院でも1970（昭和45）年に人工透析の導入、1972（昭和47）年に在宅ケアと往診体制の立て直し、1974（昭和49）年にはICU3床、HCU5床、CCU1床、看護要員17人の集中治療室を開設した。

細井氏は、そのような慌ただしさの内にあった人々の混乱と動揺に胸を痛めつつも、患者や職員のためによりよい病院をつくるという大きな目標に向かって、自分自身を鼓舞してきたと述べている。

ある研修会で「総婦長は、10年先を予測して看護を考えていく能力が必要だ」と聞き、強く共感した細井氏は、そのためには看護だけではなく、社会保障、医療制度、国民の健康状態や教育など、社会情勢を読む力が重要だと指摘する。実際に、総婦長職を10年以上務めた後になってようやく、あるべき看護の姿が芽吹き始めたように思えたという。

そして、その細井氏の気概を支えたものとして、進路を暗中模索する船にとっての指針にたとえながら、京都南病院の掲げる運営の趣旨「みんなのかかりやすい病院」「よりよい医療をめざす病院」「社会の進歩に役立つ病院」の三本柱を挙げている。

また、看護師としてはどこで働いてもやりがいや充実感はあるが、病院または看護部全体が地域医療の姿を追求し、同じ方向に進める例は少ないと振り返る。そこでの自身の役割は、思想や生き方・求め方の違いを乗り越えて、自らの生きがいを模索しようと集まった人たちのもつ能力を、より大きな力として地域社会に生かしていくためにあるとして、再び航海における舵取り役にたとえている。

そのために心を配るべき事柄は多いと思われるが、総婦長職の基底にある日常業務だけでも多種多様であることが、以下の例からも推し量ることができる。

まず、理事会から詰所運営会議に至るまで約20もの会議に出席することで、全体の状況把握と意思疎通に努める。特に医局会議を重視して、医局の学習会にも極力参加し、医学の進歩や専門分化のあり方など、医師の考え方や問題意識を知るとともに、看護師にはパートナーとしての協力姿勢を呼びかける。

管理者会議では、財務状況のうち特に人件費、医療材料費、光熱水道費などに着目して経理運営の改善策にも留意する。さらに、看護業務を適宜見直すことはもとより、そのほかにも日常の時間を有効に使う意識づけの例として、新規採用看護師に2分間スピーチを体験する機会を設けるなど、独創的な試みも紹介している。

病院長や事務長からの「看護部門のことはやりやすいようにやってくれればいい。ただし、基本線をしっかり踏まえて」との言葉のもと、看護師一人を増員する場合にも現況把握と必要な人材および想定される結果の整理が伴う例を挙げている。細井氏は、この言葉が厚い信頼を表すと同時に、これほど厳しさを要求するものはないということを理解することで、自らを励ましてきたと述べている。

また地域病院にとっては、患者が退院した後も、当人のみならずその縁者をも含めて交流する機会は途切れない。そのため、地域の人たちの心情に触れられるような姿勢で、その生活に結びついた看護を行うべきとしている。

細井氏は、看護学生であった戦後間もない頃を振り返りながら、これからの医療が抱える不安や不確実性にも思いを寄せている。そして、戦争の犠牲となり医療不在の政策のもとで亡くなった人たちがいたことを忘れずに、そのような時代へ逆行しないようにと願いながら、地域住民とその医療に携わる人々の生活を守るために、時代の変遷にかかわらず支持され続ける病院をめざしていかなければならない、と結んでいる。

writing 2

「地域へふれ合いの場を広げよう」

訪問看護　私たちの実践レポート

「看護学雑誌」第48巻第2号、1984年（医学書院）

京都南病院の訪問看護は、1966（昭和41）年、保健師2名体制によって結核患者や高血圧、糖尿病などの慢性疾患患者を対象に、日常の生活管理に取り組んだところから始まる。1972（昭和47）年には、本格的な訪問看護が開始され、家庭でも入院中と同じ看護が受けられるよう、病棟看護師から外来看護師への申し送りと、退院前のベッド訪問も導入されている。1981（昭和56）年には在宅療養部を設置し、その内容の充実とともに地域住民との信頼関係構築に努めてきた。

本稿では、南病院の看護師たちの心が在宅患者に向けられる背景としてのいくつかのエピソードが紹介されている。

一つは、戦後間もない頃、急性肺炎となっても貧しさゆえに入院をためらわざるを得なかった家庭の事例である。往診した医師の話から、当時入院に必要だった寝具の準備さえままならず、働き手が臥せったことで日々の食事にも事欠く状況が伝わってきた。そこで、看護師や事務員が握り飯をつくり、古毛布や厚手の布を借り集めて持参し、ようやく入院を促せたという。

また、慢性呼吸不全の一人暮らしの女性のケースでは、退院しても働くことが困難であるため、病院から老人ホームへ入所することになっていた。ところが入所前日、荷物整理を理由に一旦帰宅した際に、自宅の鴨居に紐をかけて自ら命を絶ってしまった。以来、身の回りのことができる間は、老人ホームへの入所を勧めるのではなく、できるだけ訪問や近隣の援助で支え合う必要性を痛感したとのことである。

重度の肝硬変症から小康を得て退院を間近に控えた73歳の男性のケースでは、家族の面会もあり、特に心配のない様子であった。しかし、娘との面会時に隙を見て3階の窓から身を投げてしまったという。一見心穏やかに映っていても救われることのない大きな悩みがあったのかとの思いに至り、早計な判断によるのではなく、患者の本音を聞けるコミュニケーションの大切さを知ったという。そのためには、看護師が地域のなかに足を踏み出し日常の生活を知って、患者との関わりのなかで生かすことが重要であることに気づいたとしている。

遺伝性結合組織疾患であるマルファン症候群により、床上生活から離れることができないまま家族とともに家業を営む患者のケースでは、定期・臨時の往診と看護師の訪問が18年にもおよんだという。そこには、静かに病気を受け止め、自らの運命と真剣にたたかう姿があった。その健康と生活、生きがいを守ることが、在宅患者の医療サービスを担当する者の役割であるとしている。

また、脳卒中で倒れた天涯孤独の高齢者の事例も紹介している。訪問すると薄暗く狭いアパートで弁当の折箱が散乱するなか、冷たい夜具にくるまっていたが、働き続けた貯金が相当あった。京都南病院で看てもらうつもりの貯金との言葉に感激しつつも、老後の夢がそれだけだったのかと胸が痛んだという。健康管理や病気治療、機能訓練の援助だけでなく、孤独な人も人間らしく支えて、人々の輪のなかに溶け込めるようにするつなぎの役割についても考えたとのことである。

京都南病院の訪問看護は、こうした患者とのふれ合いを原点にごく自然に始まったという。

本稿発表当時の在宅療養部の患者数は約１００人で、うち53％は80歳以上であり、主たる介護者は８割以上が女性であった。また、すでに老々介護の問題も発生していて、介護者の身体的・経済的状況に合わせた看護面での援助の必要性を述べている。

さらに、患者および介護者双方に対する心身両面のケアの必要性を説き、在宅療養患者でも特に多かった脳血管障害患者を対象に、生活意欲につながるようにと「脳卒中教室」を開いたり、患者や家族の交流の場を広げようと「ふれあい」という機関誌を発行したりしていることにも言及している。

その機関誌には、患者も医療従事者もともに泥まみれの泣き笑いがあると励まし、一日20人近くを往診して、地域によって病院が支えられ医療者も生かされていることを知ったという医師の言葉や、看護師からは円山公園に連れ立って何十年ぶりかに見た枝垂れ桜に感動する患者の様子を報告する声、ていねいな言葉かけにより患者と家族の心を大切につないでいる様子などが寄稿されている。また、病状を勘案しながら訪問看護師と平安神宮に行った喜びと、その喜びが自信になり、生きがいにつながっているという患者の声なども紹介されている。

京都南病院の在宅患者の医療やケアは、国の施策とは別に、病者と医療者とのふれ合いのなかでいまなお成長している、と結んでいる。訪問看護と地域の関係について、互いを尊重し支え合うというノーマライゼーションの実践のごとく語られている。

writing 3

「看護教育」第27巻第11号、1986年（医学書院）

「老齢化社会の中で地域住民とともに歩める看護教育を」

特集 看護基礎教育に望む

本文献が書かれた1986（昭和61）年当時は、高度経済成長の波が医学界にもおよび、医療が急速な進歩を見せていた。京都南病院の総婦長職に就いて19年ほど経過した頃の細井氏は、その時代の変遷を振り返りながら、看護教育への思いを綴っている。その思いは、当時すでに地域に目を向けた先見性にあふれたものとなっている。

高齢化や家族構造の変化も相まって、ライフサイクルや健康観にも変化が見られた時代であった。南病院では1968（昭和43）年に基準看護一類が採用されたが、これは民間の中規模病院では先駆的なことであり、第一線の病院として誇らしく感じたと振り返る。しかし、この頃から入院患者の高齢化や看護力不足の問題が顕在化し、1980（昭和55）年には入院患者の6割弱を65歳以上が占める状況であった。そんな折、入院生活から社会復帰に至るまでの継続した看護の必要性を考え、在宅療養部を発足させている。

一方、1967（昭和42）年の看護教育のカリキュラム改正に伴い、同年から看護学校からの実習生を受け入れている。これについては、民間の中小病院においても積極的に看護実習を受け入れることで、看護教育の場が広がるのみならず、教育に関心をもつ人が増え、ひいては看護職の社会的地位を向上させることにもつながると述べている。

新カリキュラムの理念では、健康、不健康を問わずあらゆる人々の生活において包括的なケアを行うとあり、これは南病院の基本理念とも一致していたという。また、科学的な裏付けをしながら援助過程を展開するよう示唆されていることに着目し、大きな前進であると評価しつつ、それを現実の臨床場面へいかに浸透させていくかに課題があると指摘する。

その頃の看護は、目の前の様態（症状・状態）を正確に観察しありのままを医師に報告し、医師の指示を正確に実行することであったため、総合的な判断や評価を必要とする新しい看護教育の指針にもとづいた看護師像が臨床の場で見られるようになるまでには、10年近い年月が必要だったと振り返る。

看護教育の基礎段階は、一般的な看護技術や病態生理、および看護師としての態度について修得する過程であるが、併せて人間形成のための過程やプロセスを広げていけるようなカリキュラムが必要だと指摘する。一般教養と社会的意識を高め、保健・医療・看護・社会福祉を包括した活動ができる能力や態度が身につく内容を切望するとしている。

さらに、臨床での技術は看護師としての態度や考え方がしっかりしていれば必然的に身につくものであるが、高齢者や障害者、終末期患者を看護する場合、人間性が問題となると指摘する。そして、人と人のふれ合いを学ぶ近道として、ボランティア活動を必須とすることを提案している。また、新カリキュラムで導入されたような一対一の受け持ち制ではなく、人間の理解を深めるためにはできるだけ多くの患者と向き合えるような実習のあり方が望ましいとも述べている。

さらに、患者と看護学生の〝ものさし〟の違いについての考察も興味深い。基礎教育では、科学的、理論的であることが重要であるが、実践の場面では対象のニーズに沿った柔軟な対応が求められる。

しかし学生は、疾病の理論に終始し、患者個人の病気の成因や生活様式、病識、不安などを顧みることができない。学生がもつ疾患の知識は、ほんの小さな〝ものさし〟でしかないことを理解し、患者の〝ものさし〟のなかに入り込むことから始めるべきだとする。疾患を理解することと疾患をもつ患者を理解することは、まったく異なることを認識するべきであると述べている。

さらに、病気や障害がある人たちは、健康な人との間にある心のズレや物怖じ、ためらいなどを感じている。そうした心の襞《ひだ》にある揺れを触知し、本音が聞けるような技術を身につけられるような教育の機会が必要であり、そのためにも、若いうちに読書や映画、演劇、音楽などを通して広い知見と豊かな感性を養ってほしい、と述べている。

高齢化が進み、日常生活に不自由な高齢者が直面する家族問題、健康問題、老いによって訪れる不安などの多様なニーズに向き合うことを求めている。看護師も一人の生活者として自立し、地域社会で生活し、そのなかでともに生き、語らい、交わることで、互いに心を開き、地域での生活や地域活動に身を置けるようになることが必要だとしている。そして、看護師の言葉や、姿勢、態度が患者や家族の運命をさえ大きく左右するという責任感をもつこと、人々の生活の身近にあってプライマリーケアの前線にいることを、常に自覚する必要があることを説いている。

看護活動は位置づけがあいまいで、専門性も十分に認められず、社会的評価の低さが看護労働の対価の低さに表れていると指摘する。看護を専門とする人がそのことをよく認識し、自分たちの足場を固めていく必要がある。それには、今後ますます進んでいく高齢化社会において、看護師が医療者としてだけでなく、人々の生活・健康・福祉に広く寄与できることを自他ともに認められるよう日々研鑽していくべきで、いまこそ、専門職としての社会的評価を改善するチャンスではないか、と発信している。

また看護教育に関わる教員には、その意識と臨床看護の現実との間には隔たりがあることを指摘し、臨床に働く看護師たちの生き方や努力に対する同業者としての共感をもち、教師であるために動きの取れない看護への思いを、希望に燃える学生たちに託してほしいと述べている。

本文献では、当時の看護教育の問題点を〝ベッドサイド中心の看護教育〟と指摘しているが、30年が経過した現在でもその傾向に変わりないのではないだろうか。細井氏が1980年代から見据えていた「医療中心から脱却し、地域の中で患者・家族を生活者として援助していく」という時代が、まさに現実のものとなって来つつある、と言えるのではないだろうか。

writing 4

「看護行為の評価が不十分な『診療報酬体系』」

看護をどうする　そのコストを分析する

「ばんぶう」1987年8月号（日本医療企画）

本稿は、看護業務や看護料についての問題提起を行い、これらを複数の方向から見つめた分析例を紹介している。

まず、医師から看護へ拡大される業務に関して次の点に着目している。すなわち近年、科学技術とともに医学が進歩して、医師は高度な専門医療に専心するようになり、その管轄業務の一部が看護業務に移行してきていること、その結果看護師は多忙になり、より高い医学的知識も要求されるようになったことである。さらに看護師は、患者の高齢化に伴うケアの濃度や知識、技術に加えて、行動力や人間性が問われることを指摘している。

また公表された調査報告によれば、国の医療費抑制政策の影響を受けて、各病院は経営困難にあり、これを乗り越えるために、収支バランスや業績をチェックし、サービス向上や地域との融合策などに加えて、ＯＡ化や人員配置見直しなどの経費節減策を進めているという。

しかし、そのような施策が進んでも看護の経済効率についての検討は不十分であると指摘し、看護の報酬が診療および診断補助の報酬に包括されていることは、看護の社会的評価が低いことを示すと懸念するとともに、看護料の独自の算定について提言している。

それは、京都南病院のある年度のある月にあてはめた概算例で、特二類看護の基準看護料を算定し、基準看護要員数から看護師の日給相当額を試算して、看護料収入では看護要員実人件費を賄うことは困難であることを示している。そのため、必要とされる基準看護の体制が取られていない病院が多いともいう。

さらに、京都南病院の複数の病棟について、医療収入全体のなかに医療費、給食費、入院医学管理料＋看護料が占める割合などをもとに、看護業務に割り当てられるものの算定を試みている。これについては、算定要素の選定などに課題は残るものの、先の人件費の不足を補うための客観的な判断材料を模索する様子がうかがえる。

また、医療機関に支払われる診療報酬に、医師の行為、検査技術料、看護料などと区分をつける限り、働く者の納得のいく料金でなければ、その名称のためにかえって混乱を招く、と指摘している。

ほかにも、患者一人あたりの看護を受ける量と、看護師一人あたりの看護業務量を評価する試みも紹介している。それは、患者のＡＤＬ（日常生活動作）を段階的に数値化し、これと相対する看護量としてＮ・ＡＤＬと呼ぶ独自の要素を設定し、その状況を追跡、分析することで、全病棟の人員配置を考え、患者の重症度や病気の状態に応じたケアをめざそうとするものである。

また、タイムスタディによる業務の分析も例示している。それは、ある年の京都南病院全体の看護業務時間のうち、患者が直接に受ける実質的な看護時間の一人あたりの平均値を調査した結果をもとに、これと特二類看護の基準から算定される単位時間あたりの看護料を算定するものである。得られた算定値については、ほかのサービス業と比較してもまったく不十分としている。

たとえば、単位時間あたりの看護料を、ある美容院での洗髪とトリートメントなどのサービス料金と比較した例示がある。やや極端な印象を受けるものの、看護料の適切な評価を求める所以をわかりやすく示そうとする主旨が読み取れる。

次に、看護師が主体的に関わるいわゆる「本来の看護」に着目し、全身清拭、洗髪、体位変換、喀痰ドレナージ、血圧測定など、患者の日常生活の快適度に影響し病状を左右する性格のものが、医療費体系のなかの看護行為別点数として保険診療で扱われないことについて、不服と疑問を呈している。

なお本稿では、看護料の合理性を議論する際の多くの興味深いデータが紹介されているが、ここでは割愛する。

このように、看護業務や看護料をさまざまな方向から見つめることを通して、患者の個別性が尊重され、看護職が納得する基準が求められるべきであるとし、同時にそれは、客観的な評価に耐え得るものでなければならないとしている。そしてそのためには看護職が、より患者の視点から積極的に業務を検討していく必要がある、としている。

高齢化社会では病院のみでなく、地域に出て家庭に入るなどして一対一の看護が求められるようになるなど、活動の場が多様化していく。そのような観点に立ち、仕事の上でも個人の生活の上でも、看護の専門職としての誇りと生きがいをもっていけるように、しっかりとした足場を積み上げていかなければいけない、と結んでいる。

特集ターミナルケア――地域での取り組みを中心に

「地域の歴史や文化とともにあるターミナルケアを目指して」

「看護学雑誌」第52巻第12号、1988年（医学書院）

writing 5

本文献は、生と死の問題のただなかにある終末期の患者に対し、その一人ひとりが抱える苦悩をも含めて、それぞれの看護師がいかにていねいに看取ることができるのか、そのための力量をどのように伸ばすべきかという問いに、真摯に向き合う細井氏の思いにあふれたものとなっている。

自らの肉親の例を引きながら、人の最期を看取る姿勢を追及したその思いが、当時の老健施設に対する偏見を象徴するような悲惨な事例を通して語られる。

また、誰でも自分の暮らす地域で最期まで安心して適切な医療を受けることができるために、「地域完結型の医療」「医療と福祉の統合」といった現在の医療のあり方を、1988年の時点ですでにめざすべき姿として捉えていたことがうかがえる。

このことはまず、京都南病院において人間の生きる権利という根本的視点に立つことからスタートし、どのような患者でも安心して受けられる医療を徹底して実現しようとしていた姿勢に見ることができる。京都南病院が1953（昭和28）年に創立された当時、大学病院では生活保護の患者の受け入れはしておらず、ほかの病院でも医療提供対象の恣意的な選別が通例であり、いわゆる「患者を選ぶ」時代であった。しかし京都南病院では、医療保護の受給者50％、日雇健康保険の患者15％と、ほかの病院では受け入れていないような人たちを多く引き受けていたのである。

さらに「どんな人にも、どんな病気にもできるだけ良い医療を」との趣旨をもって、1966（昭和41）年に新病院（306床）を建設した際には、当時の先端技術（集中治療室等）や自動化健診センターによる人間ドックをはじめ、地域医療の先駆けとなる訪問看護を導入し、予防から早期発見、リハビリテーションに至るまで、継続的で包括的な医療をめざす先見性にあふれた実践が行われていた。また、地域の人々に健康手帳を利用した自主的な健康管理を勧めて、「南健康会」という住民組織を会員数2000人超の規模に成長させることにも寄与している。

1967（昭和42）年当時は、老人ホームを〝姥捨て山〟同然と見なす高齢者も多かった。細井氏は、病院の退院勧奨による施設への入所を悲観して自ら命を絶った高齢者の事例や、やはり病院から新設の老人ホームに入所後間もなく体調を崩して亡くなった高齢者の事例などを目の当たりにする。

そこから、従来型の病院機能維持や医療費抑制のための長期入院回避が、かえって多くの命を救えないことに思い至る。そして、往診医療の強化と訪問看護を重視する方向をめざし、1978（昭和53）年度には、老健施設モデル事業の認可を受けて医療と福祉の統合実現へと向かうのである。

折しもその頃、終末期やホスピスなどに関する議論が盛んに行われていた。細井氏はがん患者の例を引いて、「病名告知」が医師からの一方向的な力関係を示す権威的な言葉になっていると辛辣に指摘し、患者は治療内容を医師任せにするのではなく、積極的に病気についての自覚をもてるよう指導されるべきであり、病名や治療内容の認知は、患者との信頼関係のもとになされるべきであると言う。

また、最期を家庭でと願う人々の気持ちに理解を示している。病床にあった自身の父親を看取る実体験を紹介しながら、「治らないと思ったら病院には入れないでくれ」という父の言葉と「このまま家で最期を看取りたい」という肉親としての決心を添えている。

そのなかで、肺炎を併発していたため病状への悪影響を危惧しながらも入浴という父の希望を優先したこと、その際の父の「さっぱりした」という満足の表情、その後の様態の急変から亡くなるまでの家族とのやり取りや情景を生々しく吐露することによって、我々の心に届けようとしているものが感じられる。

細井氏は、家族が死にゆく人をできるだけ美しく、厳かに看取ることのできる環境や場所、関わり方を演出し、信頼され心の通じ合った肉親が最後の葬送曲のタクトを取らなければならないと考えるようになった、と述べている。

京都南病院の在宅医療を重視した体制については、各主治医、看護師とほかの関係職員がターミナル期や高い医療依存度にある多くの患者の往診と訪問看護を担っていることをはじめ、緊急時や夜間、休日の当直医や看護師の当番制などを紹介している。また、時に求められる医療の専門を超えた関わりにも応じる姿勢など、極めて柔軟に患者の要望に応えようとする態度についても触れている。

一方、引き継ぐべき課題の指摘も忘れていない。そこには、患者に臨む姿勢としての精神面のほか居住性、経済性など、生活や職業に応じた個別のニーズを満たす環境の整備を挙げている。さらに、夜間の訪問看護や時間延長時の加算点数、訪問看護師による点滴注射や静脈注射の保険医療適用（保助・看法の改正が必要）など、診療報酬の制度的な改善まで挙げていて、まさに地域包括ケアにおける地域完結型の医療へのその後の変遷を予言するような文献となっている。

writing 6

特集 呆け老人・介護家族とともに10年──「呆け老人をかかえる家族の会」の歩みに学ぶ

「呆け老人のケアを通して介護と看護を考える──老人保健施設『ぬくもりの里』での1年の経験から」

「看護学雑誌」第54巻第8号、1990年（医学書院）

本稿は、「認知症の人と家族の会（旧名称：呆け老人をかかえる家族の会）」発足10年を記念した特集に寄せた文献である。細井氏は、同会の発足当時から数回にわたって出席し、そこで聞いた家族の実体験にもとづく印象的な話は、その後も自身の看護活動の糧となっている、と述べている。

老いは人間の成熟の過程である一方、時に醜くその人の尊厳をむしばみ、家族を破滅に追いやることさえある。細井氏は、これを乗り越えようとする家族の生の声に接する機会を経て、夫婦の絆の強さや人間としての誇りに共感したという。そして多くの高齢者やその家族が悲惨な状況にならずに、自然の喜びや哀しみを感じながら生涯を全うできるようにとの思いをもち続けたい、としている。

当時（1990年）、京都南病院の総婦長と、開設後1年を経過した介護老人保健施設「ぬくもりの里」の副施設長を兼任していた細井氏は、病院での「看護」と老人保健施設での「介護」の違いに関する独自の見解を述べている。

この間の同施設の入所者は、のべ2万人超（実人数約400）で、その平均年齢は男女とも80歳を超えていた。退所後の動向は、自宅が約7割で、京都南病院への入院が約2割、他病院への入院と福祉施設への入所が若干であったという。一般に長期になりがちな在所日数は平均60・8日とかなり短い様子が示されているが、ここでは老人保健施設の本来の役割である通過施設として3か月の入所期間を目安にした意識的な取り組みにより、予想以上の効果を得たということである。

老人保健施設には、主として病院から家庭に帰るまでのいわゆる通過的な訓練施設という役割があるが、介護疲れやその他の家庭事情により利用されることもある。さらに、細井氏は、要介護者の生活を刺激し活性化するための利用もあることに着目している。そして、高齢者の長期入院の問題や現実の住宅事情などを踏まえ、病院が対症的治療の役割をもつこととも比較しつつ、高齢者にとってその人らしく自由に生活を楽しめるような安全性、快適性を備えた援助の場が必要であるとし、老人保健施設がもつべき重要な役割に言及している。

認知症高齢者や障害者の受け入れから、症状やその置かれた状況の正しい理解のもと、医師、看護師、介護職、指導員、事務員、理学療法士などが各々の職責を分担・協力する体制が紹介されている。また一例として、食事、おやつ、体操、レクリエーション、入浴などの機会を活用して可能な範囲で、1日最低3時間の座位から始め、8時間の立位と座位の生活をめざしているという。このような地道な支援を実践することで、寝たきりから車いすへ、車いすから自立歩行へ、またトイレ誘導によるおむつ外しなど、ADLの改善につながった例が示されている。

消灯時間の融通性、入浴についての介助の要否による違い、食事における主菜選択（週2回2種類）や予約メニュー（麺類、丼物、カレーライス、寿司）、食事以外の時間や家族との面会時での軽飲食の注文など、入所者がそれぞれの生活を自分らしく楽しめるような工夫が随所にちりばめられている様子もうかがえる。

なかでも細井氏は特に、病院から「ぬくもりの里」に入所した人の例を引いて、入所後にそれまであった徘徊や失禁がなくなったり、病院での検査や処置に対する不安や指示・強制が多い環境に不適応であった状態が、入所後数日で改善されたりするという変化の様子から、BPSD出現の原因を分析し、適切な対応についても記述している。

さらに、介護職と看護職のそれぞれの担当領域の重要性を確認した上で、介護職は最初から寝たきりや認知症高齢者、障害者を対象とした福祉の基盤の上に立って創造的な仕事ができるが、看護職は病気を治すことを根底の目標にしているためケアに積極的とは思えないところがある旨を述べている。そこで職種間連携として、施設長、医師、薬剤師、看護師、介護職員、理学療法士、ボランティアなどからなるケースカンファレンスを活用し、身体的な問題、生活訓練、退所後の家庭問題まで職員全体で関わる体制が整えられている。

本文献からはこのように、認知症高齢者に対する介護がまだまだ手探りの状態で、看護職と介護職との連携のあり方についての議論も緒についたばかりの時代にあって、先見性と実践力のもと、高齢者が安心してその人らしく生活できる環境を整えることでADLの改善とBPSDへの適切な対応を示しながら、多職種間での連携なども見事に実践していた様子をうかがい知ることができる。

writing 7

特集　老人のいざ（1）緊急通報システムTODAY
「老人のいざというとき　老人や家族が安心して暮らしていけるように」

「月刊総合ケア」第1巻第2号、1991年（医歯薬出版）

このレポートは、老人福祉関係8法の改正により、それまでの施設中心の施策から在宅重視にと進路が切り替わろうとする時期に書かれている。

細井氏も京都南病院を中心に、以前から取り組んでいた在宅医療をさらに進めて、高齢者が〝いざというとき〟にも困らない体制を模索していたときであった。

1990（平成2）年時点で、日本の高齢化率は12・0％であったが、京都南病院のある京都市下京区では19・5％と高く、これに伴う諸問題も顕在化してきていた。核家族化、老々介護、狭い住宅事情、認知症の進行による徘徊、不潔行為などに対応して介護量は著しく増加し、家族や地域ぐるみの取り組みが必要とされた。

本文献は、細井氏がこの問題にいち早く取り組み、地域ケアを実現していった経緯を紹介している。その頃の京都南病院は、入院患者の48％を高齢者が占めていたが、特に高齢者中心の病院というわけではなく、当時から急性重症疾患の診療体制と高度の診断技術をもつ総合病院であった。306床の入院ベッド、一日700人の外来機能、基準看護特3類病棟1棟と特2類看護を採用し、ICU4床、CCU個室2床、HCU6床、経過観察ベッド2床を有する最前線の病院でもあった。

また、1969（昭和44）年からは三交替による深夜透析を実施し、併設する6つの診療所のうち2か所は早朝6時30分から開診していた。看護体制の維持は困難を極めるが、医師、看護師らの連携により懸命に対応していた。そして、第2南診療所ではデイケアとして週3回のリハビリ、入浴、昼食サービスを実施するなど、各診療所が地域の特色に応じて、高齢者の医療だけでなく交流や憩いの場の提供も行ってきた。

京都南病院では創立以来、往診医療を継続していたが、平均在院日数が長期になってきた1973（昭和48）年に往診体制を強化し、さらに外来看護部門や総婦長を中心に退院後の寝たきり高齢者の訪問看護を始めた。

当初は訪問看護師を3名配置し、主治医の指示のもと、訪問計画および看護計画を立案した医師からの訪問看護指示書を総婦長の細井氏が受理し、毎日の活動内容と責任を統括した。主治医の往診時には看護師が必ず同行し、治療方針や予測される状態を把握できるよう努めてきたという。

1982（昭和57）年から在宅療養部を診療科に組み入れ、医療や訪問看護にとどまらずに介護用具の貸し出しを始めた。また医師や看護師同行での散歩や遠足、花見、パーティーなどの催しも行い、寝たきりからの脱却を図るための取り組みが、きめ細やかに展開された。

また、京都南病院が入るビルの4～10階は当初、住宅公団が所管する一般住宅であったが、その一部をケア付き住宅にする交渉を行った。そして1986（昭和61）年にはトイレの洋式化、浴室への手すりの取り付け、台所を低めに改造するなどの工事が行われた。さらに、病院の受付に24時間つながる緊急ブザーをその各住宅につけ、ブザーを押せば医師と看護師がすぐに駆けつけられるような体制とした。

1988（昭和63）年には、介護老人保健施設ぬくもりの里が96床（うちショートステイ4床、デイケア10人）の規模で開設された。家庭復帰をめざしてのリハビリテーションや生活訓練を主とするが、仲間との交流や生活の活性化が図られ、また介護者支援の目的もあった。

高齢者が自立心をなくさないように、見守りと待つことのできる介護環境を整え、入所者が自分の力を発揮できるような関わり方を通して他者と触れ合い、自分にできることを少しずつ取り戻していくようにした。こうして開設から1年半経った時点で、「どんな高齢者であっても生活訓練を受け入れられる能力があれば、効果が見られるという確信を得た」としている。

施設の運営方針として、入所期間の原則3か月を守り、できるだけ自宅での生活を継続できるような支援体制により、病院と在宅の中心、いわゆる中間施設としての役割を追求してきた。

また、法人の施設や設備は地域の社会資源であるという理念により、空いたスペースがあれば地域住民向けに開放している。たとえば、図書室には司書が常駐し、講堂は子どもたちの遊び場や母親の気晴らしの場として提供し、悩みごとの相談にも応じてきた。

職員食堂は独居高齢者や昼間独居の高齢者も利用できるようにし、浴室は一人で銭湯に行けない高齢者のために、ボランティアの協力で入浴を可能にしてきた。つまり、病院の設備機能は、地域のオアシスのような空間となって存分に発揮されているという。

本稿では今後の課題として、在宅における受け皿をどのように整備するかについて触れ、高齢者が24時間安心して過ごせる居場所、行き場所、くつろぐ場所を保障することが大切としている。

そして、楽しみを見つけ励まし、ともに過ごせる仲間や介護職、いつでも駆けつける医師や看護師が身近にいること、高齢者への敬愛の念や人としての権利を大切にする心によって〝いざ〟に備えるハードやソフトがつくられることを望んでやまない、と結んでいる。

writing 8

特集「看護と福祉新時代——教育に期待されるもの」

「社会福祉施設の中での看護職の役割——象徴としてのキャップやユニフォームを脱いで」

「看護教育」第36巻第2号、1995年（医学書院）

これは細井氏が、京都南病院の総婦長と、1989（平成元）年に併設された介護老人保健施設ぬくもりの里の副施設長を兼任していた頃の活動に関して書かれた文献である。

細井氏は1965（昭和40）年頃から老人の看護に強い関心をもつようになる。特別養護老人ホームに入所する前夜に荷物整理の名目で外泊したはずのある老婦人が、実は自宅で自ら命を絶っていた出来事、あるいは最期を病院でと看護師に切望していた別のある老婦人が、脳梗塞をくり返すうちに退院が困難となって施設入所を余儀なくされ、「あんたら嘘つきや」のひとこと以外口をきかなくなった出来事などに遭遇して、地域に住む高齢者たちの住み慣れた家や町で最期まで暮らしたいという強い思いに気づいたとしている。

京都南病院のある京都市下京区は1975（昭和50）年頃から高齢化が進んでおり、高齢者に関する問題が多く発生していた。

1974（昭和49）年には「老人と老人を抱える家族が共に地域の中で支え合っていけるようなシステムがあれば」と考えるようになる。細井氏は、その頃すでに描いていた「訪問看護センター」の構想について、共著となる『老人が病気になったら』（ミネルヴァ書房、1978年）に自ら次のような記述をしたことを紹介している。

「市内をブロックに分けてブロックごとに訪問看護センターを設ける。センターには往診車、入浴車の他に車椅子やギャジベッドなどがいつでも貸し出しできるように整備されている。看護婦は午前中に訪問看護を行い、午後からはセンターに老人が訪れて訓練や入浴をしたり映画を見たりして過ごす。こんな夢を実現させるため努力していく」

この「訪問看護センター」の構想は、その後の1990年代につくられていく老人福祉センターや訪問看護ステーションを同居させたようなシステムであり、その先見性において際立つものがある。細井氏は、当然予測されたはずの高齢社会に対する国の施策の遅れを指摘している。

1970（昭和45）年頃の京都南病院では長期入院患者の問題があり、1973（昭和48）年から退院後の往診や訪問看護を始めるが、当時の訪問看護は点数化もなく経費は病院負担で、院内でさえ支援者は少なく非難の対象となることもあった、と述べている。老人保健法が成立し、訪問看護が1回1000円に点数化されたのは、それから遅れること10年後の1983（昭和58）年であった。1965（昭和40）年から夢見ていた看護師が地域社会で活躍する時代が来た、と細井氏は当時の胸のときめきを振り返る。

1980（昭和55）年頃の南病院の訪問活動は経済的に限界があり、地域のなかに老人のための施設の必要性を感じるようになる。その頃、中央では社会福祉審議会を中心に中間施設についての議論が始まっていた。細井氏はその成り行きを期待と緊張とともに見守り、モデル事業の報告後すぐに介護老人保健施設ぬくもりの里の建設に取り組んで、1989（平成元）年3月に開設する。

当時は介護老人保健施設の制度ができて間もない頃であり、手探りのような状態であったが、施設の理念を徹底し、誇りをもちながら仕事ができるようにと考えた。地域の在宅看護を支援する拠点であり、地域の人たちとともに運営していく保健福祉の総合施設であること、高齢者の主体性を大切にし、よりよい状態での家庭復帰をめざす施設であることが理念として挙げられた。また、よりよい個別的な支援のために1人の介護職または看護職が4～5人の老人を担当する方法を取り、毎週木曜日にはは各職種参加によるカンファレンスを開いた。

施設の運営は月一回の全体会議のほかに毎朝、副施設長、事務長、各部署の担当が集まって連絡会議を開き、毎週月曜は施設長、理学療法士も参加して連絡調整会議を兼ねた入退所判定会議を開催した。これらは全体の見通しと計画性の把握に資することになったという。

1993（平成5）年にはぬくもりの里に訪問看護ステーションが開設された（1992年指定老人訪問看護ステーションの制度が発足）。細井氏ほか3人の看護師が訪問看護にあたった。

訪問看護では病院のような設備は必要ではなく、老人が長年なじんできた生活の場で、消えそうな命を励ますことや介護する家族を支えることができる。救急看護のような華やかさはなくとも、訪問看護には、病気の回復や機能の改善のためだけでなく、潜在する能力を活気づける、あるいはいまある能力を維持するという大切な役割があり、それが人と人の信頼関係によってつながれ継続されていくすばらしさがある、と細井氏は述べている。

最後に「今、私は看護婦の象徴としてのキャップもユニフォームも脱ぎ、人間として人の命に寄り添う、この素晴らしさを実感しながら、看護が様々な場所で展開されていくように願っている」と結んでいる。

「介護施設現場における職種間連携強化のための会議の実際」

writing 9

「頑張る!介護リーダー」第9巻第2号、2004年(日総研)

本稿では、チームケアの連携が奏功することでサービスの質の向上や経営の安定につながる様子が描かれている。特に、円滑な情報交換による現況理解と共通認識の醸成のみならず、求心力を育むまでに至る、まさに知恵を絞った会議のあり方が具体例とともに示されているところが興味深い。

医療や福祉現場のようにさまざまな専門職が協働する場面では本来、協調と連携が不可欠である。しかし、それぞれの専門性にはしばしば他者の介入を嫌う傾向があるため、職種間にいわばバリアを生じさせる場合もあることを指摘して、その軽減のためにもリーダーの役割と「根回し」が重要であることを強調している。

介護保険制度開始の翌2001(平成13)年にオープンした高齢者総合福祉施設「山城ぬくもりの里」は、2004(平成16)年には特別養護老人ホーム(長期50名、短期20名)、通所介護B型(38名)、E型(10名)、ケアハウス(個室24室、2人部屋3室)、グループホーム(9名、2棟)、居宅介護支援事業所、在宅介護支援センター、訪問介護の8つの事業を運営し、108人の職員が従事していた。いずれも利用者の立場を尊重し、全員が目的を共有し、協力する体制をモットーとして出発した。

細井氏は、この規模の事業編成をまとまりやすさの点で評価しつつ、リーダーが全体への細やかな目配りを心がけることによって、変化の激しい福祉を取り巻く社会情勢を的確に捉え、情報を正しく効果的に伝えていくことが重要だと述べている。

そして、各職員には、仕事を進める上での目的を共有するために、施設のもつ制度上の位置づけと運営理念および介護方針への理解を徹底するとともに、利用者への周知にも努めている。その方策として、職員向けのオリエンテーション、利用者や家族に対する説明などはもとより、目に留まりやすい場所への掲示物や文書化した配布物などの利用を挙げている。

また、そのような一方向的な手段に頼るだけでなく、各職種間にありがちな隔たりやバリアを軽減するためにも、全員で話し合う機会としてのカンファレンス、ミーティング、その他多くの会議を意識的に設けていることについて、具体例で提示している。

たとえば、毎日の早朝連絡会議の様子を、出席者の発言を再現しながら臨場感豊かに紹介している。そこには、各専門職員と管理責任者に加えて8つの事業部署から各1名の当番職員が出席する。行動予定や各部署からの報告のほか、要望の調整、事故防止の検討など現場のありのままの情報が交換され、全体の動きがスピーディーに伝わり、即時に対応することを可能としている。

短時間であるが自由に話せる場をつくることで信頼関係や所属意識を育み、介護困難な状態が改善された報告などがあればその喜びはただちに全体で共有することになる、などの具体的な効果に触れている。

また、部署ごとの会議のほかに、運営の大きな力になっているのが、各委員会活動であり、看取り、感染防止、事故防止対策、安全衛生、身体拘束ゼロ、食事サービス向上、排せつケア検討会、ユニットケア推進、広報、行事担当などに関するグループがあるほか、各部署からの実践報告が年3～4回の全体会議にもち寄られる。

ある年度末の全体会議では、安全衛生委員会からの風邪対策、管理栄養士からの食品管理の注意事項、医師でもある理事長からの総合的なコメントや、次年度に向けての希望や期待が述べられる。施設長や事務長からも事故発生時の対応や事故防止に対する注意、地域に望まれる施設としての姿勢についての話があり、全体で意見交換を行っている、などの様子を紹介している。

さらに、特にユニットケア推進委員会を重要視し、職員間の共通認識と協力体制の構築に成功した例を示している。従来型の介護は集団措置を主にした画一的なもので「早く、正確に、適切に」を重視するのに対して、ユニットケアは小グループでの個別ケアを軸に利用者のペースに合わせたゆとりのあるケアを実践し、暮らしの場としての安心感につなげる必要がある。この違いへの理解を促すことを全体会議で確認する。外部講師の招聘、先進施設の見学や事業所外の研修会への参加と報告など、さまざまな手立てを講じた結果、全職員がユニットケアに要する時間的・経済的な評価ができるようになり、ユニットケアの取り組みが円滑に進んでいるとしている。

このように、地域における施設の理念を共有して利用者の満足につなげるためには、リーダーの役割とチーム全体で参加していく姿勢が重要であると強調する。さらに、職員間の連携に必要なものとして、管理者やリーダーが「現場を見る」「話を聴く」「声をかける」「そこに自分を置いて考えてみる」ことを挙げている。

細井は本稿の末尾近くで「今日もまた、より良い介護サービスを提供するための早朝連絡会議が始まる」とし、利用者の様子を中心に話し合いが交わされた会議記録を、再び鮮やかな臨場感とともに示して結んでいる。

シリーズ認知症

生きる～人生にさらなる喜びを

column

看護や介護は人と人との関係が密接な仕事で、医療や看護の枠を超えて患者や家族の心に寄り添うことを求められる場合があります。

特に、理解力も判断力もあるはずなのに、それを言葉や文字にできない病気や障害によって伝えるという機能や方法を失った人との出会いは、もどかしく、悲しいものです。しかし、看護や介護職はどのような人であっても、ありのままを受け入れ、その人の思いを探りながら、同じ時間を生きていけるように努めています。

言葉をかけると、一瞬瞳が輝いたように思えたり、痩せた頬の筋肉がピクッと反応したりして、何かを伝えたいと言う気持ちが感じられることがあります。少しだけ食べられました、水分が取れました、などの報告や、顔色、汗、排泄の状態を話し合いながら、本来のその人の思いに添えるように努力し、ケアを進めます。

30年ほど前のこと、パーキンソンと診断され治療中のAさんは、次女の結婚が決まり、挙式の日を心待ちにしていましたが、その頃から徐々に病状が進行、食事も入らなくなりました。長女は「父は、この先生きることより、妹の晴れ姿を祝うことの方を選びます」と言って挙式に出る準備をしていました。「Aさんの人生が喜びで輝くように」……主治医を始め皆が同じ気持ちになって準備をしました。挙式当日、披露宴終了までの参加はなりませんでしたが、Aさんは、愛娘の花嫁姿と挙式の一部始終をしっかり見届けました。家族は「父は役目を終えたかのように穏やかでした、心残りはないでしょう」と……。

医療技術という範囲からは逸脱した行為でしたが、今この時間を「生きる」こと、「生きることを求められること」「生きることを支える」ということについて、普段は味わえない充実感を共感できた大切な思い出です。

（元気もりもり 細井恵美子の「目指せ100歳!!」
2017・12・8）

資　料

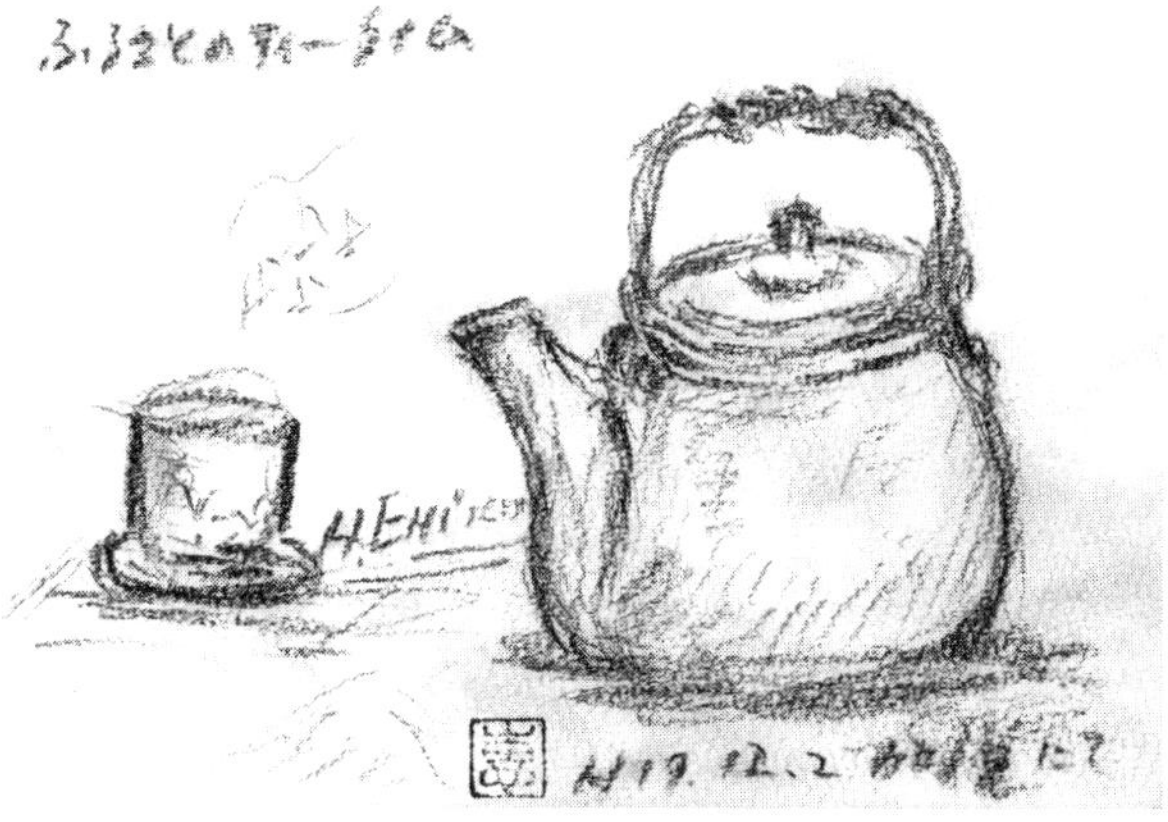

地域毎に訪問看護センターを

（老人が病気になったら　予防・治療・看護・社会復帰　ミネルヴァ書房、第6章　退院・自宅への道　p199～200から抜粋）

寝たきり老人も、家族も、医療に携わる人も、一緒になって喜び合えるような制度は、決して実現不可能ではないと思います。可能なことをより早く可能にするために、夢をみていただきたいと思います。

まず市内地図をブロック別に分けます。そしてブロックごとに訪問看護センターを設けます。仮に京都の下京西部地区であれば京都南病院が老人のための訪問看護センターを併設するように、京都府及び京都市から委託され、それに必要な経費が割り当てられます。これによって新設されたセンターには、往診車や入浴車、給食車等も準備され、車いす、歩行器、洗髪・清拭用品、便・尿器、ギャジベッドもいつでも貸し出しできるように整備されています。センター内は広く、訓練室や、ストレッチャー（患者の輸送用の車）で入れるような風呂、寝たままで洗髪できるような設備もあります。給食室も備えられてあり、栄養士や保健婦、看護婦も数名います。またセンターの詰所には、地域の寝たきり老人のカルテが各院所別に分けて保管されています。看護婦は院所ごとに患者を受け持ち、毎日2～3院所の訪問が行われます。訪問は午前中に行われ、午後は当日訪問を受けた老人たちのうち特に異常のない人たちがセンターを訪れ、訓練をしたり入浴をしたり映画を見たりしてくつろぎます。夕方になるとそれぞれの家庭から老人を迎えに来ます。車いすや歩行器から離れて、我が子や孫の乗用車に乗り移るうれしそうな老人の姿が浮かびます。

このような訪問看護の夢が、いつまでも夢ではなく、1日も早く実際のものになるよう望むとともに、その実現のため努力していきたいと考えています。

老いにやさしく

（『老人が病気になったら―予防・治療・看護・社会復帰』〈第8章　原点に立ちかえって〉、ミネルヴァ書房、p270～272から抜粋）

老後のことについては、誰しも多少は頭に置き、それなりの設計を考えていますが、死に関しては現実感が乏しく、老いることほどに、真剣に考えていないのが世のつねのように思われます。しかし、老人のためにどれほどすぐれた医療や福祉制度が実現されたとしても、人間が死なずにいつまでも生きながらえる事は不可能なことであり、死への不安を皆無にする事はできません。

パスカルは「我々が明日まで生きる事は確実ではないが、我々が明日まで生きないかもしれない事は確かである」と言っています。すべての老人に直面する死の問題を考える場合、私たちは「生あるものの条件」を不安や苦悩としてとらえるよりも、老・死に対するやさしさを持つことが大切だと思います。しかし、周囲がどんなに老人たちに暖かく接しようとしても、老人自身がそれを正しく受け止めていかなければ、その配慮も意味がありません。はた目には涙ぐましいような家族の努力を素直にうけとめられない老人を見ることは少なくないのです。

『徒然草』の中で兼好は、「木の葉の落つるは、下よりきざしつはるにたえずして落つるなり。迎ふる気、下にまうけたる故に、待ちとるついではなはだ早し、生老病死の移りきたること、またこれにすぎたり」(第155段)と言っています。兼好のいう「新しい芽をむかえいれる気」こそ、老人達の心に準備されなければならないことであり、のこり少ない人生にみれんのないように、1日1日を懸命に生きて行かなければならないと思います。また、家族も人の世の無常の流れに従わなければならない老人に対して、幸せと喜びをもたらすようなやさしい心づかいを、常に準備しなければならないと思います。子を生み、そして育ててきて、やっと人生の喜びをかみしめる時、老い・病み・死を迎える親達です。この親達を自分達の手で暖かく暖かくみまもり、送りとどけることは、人として当然のつとめであります。私達は仕事のうえで死と闘う患者を看護しますが、患者の中に自分の姿を感じとっていつの間にか、死を前にした自分自身を洞察し、分析していることに気がつきます。そして仕事をはなれた人間の心を呼びさまされ、死の看護に心を傾けます。

この世はすべからく、始めとその終わりに最大の感動があります。人間はこの自然の営みの中で、人としての精神的な素地を培われて育ちます。現代の家族制度は、世代別生活であり、病院や施設で死をむかえる老人も少なくはなく、幸か不幸か、幼少期に肉親の死を受容する機会が非常に少なくなりました。生命の尊さを知り、人の生涯を尊重する心は、あらゆる機会を通じて、成長の過程で備えられるべきものであり、肉親の死の場面を子供達の目から全く封じてしまうことは、このような意味で、好ましくないと思います。

看護婦を志望する女性達の中には、肉親を失った人や、母親が長い間舅や姑の世話に苦労しているのを見ながら育った人が少なくありません。彼女らの話を聞く時、身をもって覚え、また覚えさせることが、人間らしい心を育てるうえでいかに大切であるかを痛感させられます。

多くの老人を抱えるこれからの社会が、その社会資源の許す限りを、老人福祉のために投げかけてくれたとしても、老人たちがこの世にとどまることのできる期間は限られているのです。個々の老人達の幸福のために何が一番必要なのでしょうか。死は一度限りです。死んで行く者に対して生きているものはほとんど無力です。このことをよく自覚し、老人達をやさしく支え、たすけて行くことによって、老人達の喜びや、満たされた生涯を終える幸福感を、あとにつづく世代の人々に感じさせていかなければならないと思います。

年表

年		高齢化率	年齢	保健・看護・福祉施策の動向	細井氏の出来事
1931	S6年			日本公衆衛生看護婦協会設立	京都府与謝郡加悦町で生誕
1932	7年			日本帝国看護婦協会設立	
1938	13年			国民健康保険法成立	
1945	20年			第二次世界大戦終戦 GHQ公衆衛生福祉局看護課設置	
1946	21年		15歳	日本産婆看護婦保健婦協会設立	国立舞鶴病院看護婦養成所入学
1948	23年		17歳	保助看法制定	国立舞鶴病院看護婦養成所卒業 看護婦免許取得 国立舞鶴病院勤務
1950	25年	4.9	19歳	第1回看護婦国家試験実施	GHQの指導による再教育 結婚 国立舞鶴病院退職
1951	26年			日本看護協会設立	
1953	28年				京都市九条診療所勤務
1955	30年				慶応病院勤務
1956	31年				三重県高茶屋県立病院勤務
1958	33年		26歳	国民皆保険制度確立基準看護実施	財団法人丹後中央病院勤務
1960	35年	5.7			
1961	36年			国民皆保険制度開始	
1962	37年			老人家庭奉仕事業開始	

1963	38年			老人福祉法制定	
1964	39年		33歳		丹後中央病院付属准看護婦養成所教務主任兼務
1967	42年		36歳	日本看護学会創設	医療法人健康会京都南病院病棟主任として就職
1968	43年		37歳		医療法人健康会京都南病院総婦長および法人理事
1969	44年				人工透析開始 ICU・CCU 導入
1970	45年	7.1		高齢化社会に突入	
1972	47年				南病院での訪問看護開始
1973	48年				佛教大学通信教育課程文学部国文学科入学
1974	49年		43歳	老人福祉法改正　老人医療費無料化	
1978	53年				佛教大学通信教育課程文学部国文学科卒業 全国私立病院学会学術賞受賞
1980	55年	9.1			佛教大学通信教育課程社会福祉学科入学
1981	56年		50歳		
1983	58年		52歳	老人保健法制定（医療機関からの訪問看護・老人保健施設創設）	在宅療養部の開設 病院ボランティア導入 テレビ出演・新聞記事連載
1984	59年				佛教大学通信教育課程社会福祉学科卒業
1988	63年		57歳	訪問看護等在宅ケア総合推進モデル事業開始	老人保健施設ぬくもりの里設立
1989	H元年		59歳	ゴールドプラン策定	同院老人保健施設ぬくもりの里副施設長兼務 社会福祉主事任用資格取得 京都府老人保健施設協議会副会長

1990	2年	12.1			
1991	3年				同院総婦長離任 地域保健医療功労知事賞受賞 訪問看護功労賞受賞 京都市民奉仕活動奨励賞受賞
1992	4年			老人訪問看護制度発足	
1993	5年				訪問看護ステーションぬくもりの里開設
1995	7年	14.6		新ゴールドプラン開始	
1996	8年				グループホームぬくもりの里開設
1999	11年		68歳		介護支援専門員資格取得 社会福祉施設施設長資格取得
2000	12年	17.4		介護保険法施行	
2001	13年		70歳		特養山城ぬくもりの里施設長
2010	22年	23			
2012	24年			認知症施策推進5か年計画 （オレンジプラン）策定	山城ぬくもりの里法人顧問就任 京都ヒューマン大賞受賞
2013	25年				認知症カフェ開始 介護予防事業「元気もりもり」
2015	27年	26.7		認知症施策推進総合戦略 （新オレンジプラン）策定	
2021	R2年		88歳		今日もお元気で現場へ

文献

書籍

発行年	著者	書名：出版社	細井氏担当章
1978	川合一良・細井恵美子・堀川幹夫・小川比佐男	老人が病気になったら：ミネルヴァ書房	第5章 入院生活（小川比佐男と共著） 第6章 退院・自宅への道 第8章 原点に立ちかえって（川合一良・堀川幹夫と共著）
1989	西村周三監修	在宅ケアを知る：メディカ出版	看護を運ぶ（194～216頁）
1995	上野桂子・細井恵美子著	訪問看護ステーションの基本と展開：医歯薬出版	第3編 在宅における看護の視点 第2章 人間性豊かな看護を行うために 第3章 在宅に置ける看護の特性 第4章 訪問看護ステーションぬくもりの里の実践
1998	西谷裕監修	医療福祉援助論：嵯峨野書院	第1章 医療福祉援助論

医療系雑誌

発行年	雑誌等名称	特集等	タイトル
1984・2	病院		病院のあり方と個人の希いが一致
1984・2	看護学雑誌	訪問看護：私たちの実践レポート	地域へふれ合いの場を広げよう
1985・9	病院	病院の24時間	京都南病院の24時間 24時間きれ目なく
1986・8	看護展望	特集：中小規模病院の看護体制	中小規模病院の看護問題―民間医療機関と看護―地域に根付いた看護を
1986・10	看護教育	看護基礎教育に望む	老齢化社会の中で地域住民とともに歩める看護教育を

医療系雑誌

1987・2	ばんぶう	民間病院の看護の行方を考える	現実を見つめ、自らの力を信じ、できることからの〝出発〟を
1987・8	ばんぶう	看護をどうする	看護行為の評価が不十分な「診療報酬体系」
1988・7	看護学雑誌		「開かれた病院」での「積極的」なボランティア活動 京都南病院〈南ボランターズ〉の1日
1988・12	看護学雑誌	特集ターミナルケア	地域の歴史や文化とともにあるターミナルケアを目指して
1990・8	看護学雑誌	特集：呆け老人・介護家族とともに10年	呆け老人のケアを通して介護と看護を考える―老人保健施設「ぬくもりの里」での1年の経験から
1991・2	月刊総合ケア		老人のいざというとき〜老人や家族が安心して暮らしていけるように
1992・2	ばんぶう	今月の視点　看護	老人ホームは老人の主体性を考えているか
1992・5	ばんぶう	今月の視点　看護	ケアが選ばれる時代に、コーディネーターとしての自覚新た
1992・8	ばんぶう	今月の視点　看護	診療報酬改定のプラス分はそっくり看護・介護の人材確保に
1992・11	ばんぶう	今月の視点　看護	患者の個別性を重視したプライマリ・ナーシングで効果
1993・2	ばんぶう	今月の焦点　看護	老人たちの生活や文化を尊重した在宅支援を追及しなければ……
1993・6	ばんぶう	今月の焦点　看護	老人訪問看護ステーションを通じて知った「人間の尊厳」
1993・9	ばんぶう	今月の焦点　看護	療養型病床群は医療体制改悪の口火にならないか
1994・5	看護	特集：診療報酬の改定	看護の経済的自立が図れるか
1994・6	月刊総合ケア	老人訪問看護ステーションのすすめかた	真に人間性豊かな看護を行なうために
1994・5	月刊総合ケア	老人訪問看護ステーションのすすめかた	老後の生活を理解する態度

1995・2	看護	病院経営と看護職の役割	病院経営の安定化―医療機能と経営の均衡を目指して
1995・2	看護教育	看護と新福祉時代	社会福祉施設の中での看護職の役割―象徴としてのキャップやユニフォームを脱いで
1995・5	看護	診療報酬改定とこれからの看護	座談会　老人のターミナルケア（共著）
1995・5	生きいきジャーナル	模索する在宅介護センター	地域ぐるみ〝家族〟―多くのネットワークに囲まれて（共著）
1998・3	看護	編集長インタビュー	看護の贈与　安心の保障へ
1998・7	看護	創刊50周年記念企画	看護行為の価格設定への戦略
2003・2	コミュニティケア	私からのメッセージ	21世紀に役立つ高齢者の〝生活の場〟を追い求めて
2004	がんばる！介護リーダー	特集：視点のズレをなくす！	介護施設現場における職種間連携強化のための会議の実際
2005	京都訪問看護ステーション協議会10年の歩み		新しい門出をお祝いして
新聞掲載			
1983	読売新聞		シリーズ　医療と福祉の統合
1984	読売新聞		老いをみる
1985	読売新聞		からだにやさしく
1991	京都新聞		自分らしく老いるために
1995	京都新聞		老いを支える～公的介護サービスは今

<table>
<tr><th colspan="2">脳血管障害　診断と治療過程における看護</th><th rowspan="2">退院指導</th></tr>
<tr><th>検査と治療における看護</th><th>療養指導</th></tr>
<tr><td>・脊髄液検査
・眼底検査
・超音波
・脳波
・脳血管造影
・筋電図
・CT
・レントゲン、心電図
・神経学的検査
・安静、呼吸管理
酸素吸入、補液、栄養補給
・ＯＰ
・薬品（抗凝固剤、脳血管拡張剤、脳浮腫改善剤、脳代謝促進剤、止血剤）</td><td>・心身の安静
状態に応じた安静度
良肢位
・段階にあったリハビリテーション
他動運動→自己他動運動→自動運動→起座起立訓練→歩行訓練→日常動作の練習）
発声、発音練習→書字練習
・家族への指導
・経済面に関して
（ケースワーカーの連絡）
・食事療法について
（塩分制限、カロリー）</td><td>・日常生活について
入浴方法
薬の服用
規則的な生活の必要性
食事療法の意義説明
・リハビリテーション
・退院
・労働の調整
職業、家事はどの
程度か
ケースワーカーとの連絡
・家の整備（トイレ、風呂、階段etc）</td></tr>
<tr><td>・検査の目的と意義
・検査成績の理解
・医師には的確に、患者には
安全な方法を取れる検査介助
・薬物服用、使用時の観察を
十分にする
・治療は器械の内容の違いを知り使用上の注意を知る
・パラメディカル、他部門との協同、連絡
（レントゲン、検査室、術前術後）
・家族との連携ー重篤状態時</td><td>・集団生活への適応を話し合う
・自分の疾患に対する病識と回復への意欲を持たせる方法等を検討する
・Dr、OT、PTと密接に連絡をとりながらリハビリを進める
・外出外泊時の注意</td><td>・家族とともに行う
家族への連絡
・職業について
勤務先との連絡
転職
・入院中行った指導の
再確認
・他施設との連絡方法
（保健所、医院、福祉事務所）</td></tr>
<tr><td>・検査の介助に実際につく
・清潔操作の実施
・経管栄養法（挿入、確認、注入、留置）
・ＯＰ前後の看護
・薬品の作用、副作用</td><td>・早期訓練開始の重要性
・ADLチェック表記入
・老人看護について</td><td>・患者指導のレポート提出
看護計画、ADL評価表
・脳血管障害とリハビリについて実際の患者を通して考えさせる</td></tr>
<tr><td>・検査手順の作成
・救急看護手順の作成
・薬理作用の臨床講義
・酸素使用時の注意事項の
表示作成</td><td>・リハビリテーション実施、
チェック
・物療評価会議出席
・指導要綱作成
・栄養士の食事指導を依頼</td><td>・退院後のベッド、環境の
整備
・退院の種類
・退院届（医事、給食）
・退院カード作成</td></tr>
</table>

看護計画表　脳血管障害

	入院時	脳血管障害　診断と治療過程における看護 症状の観察と看護の要点	
看護の展開	・問診 いつ頃からどのようにして異常に気づいたのか 自覚症状 他覚症状 既往症 過去に使った薬剤（医原性疾患） ・視診（観察） 全身、意識レベル 瞳孔、呼吸状態 麻痺、硬直、痙攣 ・身体の計測 身長、体重、左右血圧、脈拍、 呼吸数、体温、握力左右 ・家族歴 ・患者家族とのコミニケーション	意識障害 言語障害 運動障害 知覚障害 嚥下障害 呼吸異常 頭痛、めまい 吐き気、嘔吐 瞳孔反応異常 頻脈、発熱 項部硬直 痙攣 高血圧	1．心身の安静 2．気道確保 3．感染予防 体位の工夫 身体の保清 尿路感染予防 環境整備 4．対症看護 5．変形・拘縮・委縮予防 6．発声促進 7．広義の救急処置
考察するためのポイント	・脳血管障害の症状を理解した上で問診していく ・問診の導入法を心得る ・問診が治療上、看護上、大きな役割となることを理解する ・脳血管障害に至るまでの予防対策を知る	・科学的裏付けを持った観察を行い、精神的身体的安静を図るよう患者に接する ・医師に報告の場合、患者の主訴だけでなく主訴と関連した症状、状態も併せて報告する （特に夜間の当直医の場合、緊急時） ・救急処置、器械、器具の扱い方を知る	
指導事項	・脳血管系の解剖生理 ・脳血管障害の分類・成因・好発部位	・意識レベル観察について ・良肢位・体位変換の重要性 ・安静の意義 ・呼吸麻痺時の処置方法 （エアウエイ、気道チューブ） ・酸素吸入、吸引法	
管理	・ベッドの種類・位置 ベッドサイド物品 酸素・吸引器具 トイレ・詰所からの位置 ・状態による転落・危険防止	・安静度の表示 ・事故防止対策 ・感染防止対策 ・救急用具、薬剤の点検	

参考文献

川合一良・細井恵美子・堀川幹夫・小川比佐男『老人が病気になったら』ミネルヴァ書房、１９７８

西村周三監修『在宅ケアを知る』メディカ出版、１９８９

上野桂子・細井恵美子『訪問看護ステーションの基本と展開』医歯薬出版、１９９５

西谷裕監修『医療福祉援助論』嵯峨野書房、１９９８

高橋政子『写真で見る日本近代看護の歴史―先駆者を訪ねて』医学書院、１９８４

小澤勲『痴呆老人からみた世界』岩崎学術出版社、１９９８

小澤勲『痴呆を生きるということ』岩波新書、２００３

小澤勲『認知症とは何か』岩波新書、２００５

吉岡充、田中とも江『縛らない看護』医学書院、１９９９

F・ナイチンゲール著、湯槇ます他訳『看護覚え書』現代社、２０１１

山田雅子「在宅看護これまで来た道　明治の時代から在宅看護実践と制度の変遷を振り返る」『訪問看護と介護　第20巻第11号』２０１５・11

神谷美恵子『人間をみつめて』みすず書房、１９８０

谷川俊太郎『シャガールと木の葉』集英社、２００５

日機装ＨＰ
(https://www.nikkiso.co.jp/technology/r_d/artificial_kidney.html
アクセス日２０２０・１・23)

週刊医学界新聞第２７１１号　２００６年12月11日
(www.igaku-shoin.co.jp/nwspr/n2006dir/n2711dir/n2711_01.htm
アクセス日２０２０・１・23)

社会医療法人西陣健康会堀川病院ＨＰ (www.horikawa-hp.or.jp/about/history.html　アクセス日２０１９・12・19)

京都府訪問看護ステーション協議会『さらなる飛躍をめざして　京都府訪問看護ステーション協議会10年の歩み』２００５

京都府／京都府身体拘束防止推進会議高齢者部会『高齢者の尊厳に根ざしたよりよいケアの実現を目指して』

医療法人健康会京都南病院『40年のあゆみ 地域とともに』１９９３

医療法人健康会京都南病院透析室『透析室30周年記念誌』

医療法人健康会京都南病院『在宅療養部10周年記念誌』１９９２

細井恵美子「病院のあり方と個人の希いが一致」『病院　43巻2号』１９８４・２

細井恵美子「訪問看護：私たちの実践レポート　地域へふれ合いの場を広げよう」『看護学雑誌』１９８４・２

細井恵美子「病院の24時間　〝京都南病院の24時間　24時間きれ目なく〟」『病院　第44巻9号』１９８５・９

細井恵美子「看護基礎教育に望む　老齢化社会の中で地域住民とともに歩める看護教育を」『看護教育 27巻11号』１９８６・10

細井恵美子「特集：中小規模病院の看護体制　中小規模病院の看護問題　民間医療機関と看護―地域に根付いた看護を―」『看護展望　11巻9号』１９８６・８

細井恵美子「民間病院の看護の行方を考える　現実を見つめ、自らの力を信じ、できることからの出発を」『ばんぶう１９８７年2月号』１９８７・２

細井恵美子「看護をどうする　看護行為の評価が不十分な「診療報酬体系」」『ばんぶう１９８７年8月号』１９８７・８

細井恵美子「「開かれた病院」での「積極的」なボランティア活

動　京都南病院〈南ボランターズ〉の1日」『看護学雑誌　52巻7号』1988・7
細井恵美子「特集ターミナルケア　地域の歴史や文化とともにあるターミナルケアを目指して」『看護学雑誌　52巻12号』1988・12
細井恵美子「特集：呆け老人・介護家族とともに10年―呆け老人のケアを通して介護と看護を考える　老人保健施設「ぬくもりの里」での1年の経験から」『看護学雑誌　54巻8号』1990
細井恵美子「老人のいざというとき～老人や家族が安心して暮らしていけるように」『月刊総合ケア　1巻2号』1991・2
細井恵美子「今月の焦点　老人ホームは老人の主体性を考えているか」『ばんぶう』1992・2
細井恵美子「今月の焦点　ケアが選ばれる時代にコーディネーターとしての自覚新た」『ばんぶう』1992・5
細井恵美子「今月の焦点　診療報酬改定のプラス分はそっくり看護・介護の人材確保に」『ばんぶう』1992・8
細井恵美子「今月の焦点　患者の個別性を重視したプライマリ・ナーシングで効果」『ばんぶう』1992・11
細井恵美子「今月の焦点　老人たちの生活や文化を尊重した在宅支援を追及しなければ」『ばんぶう』1993・2
細井恵美子「今月の焦点　老人訪問看護ステーションを通じて知った『人間の尊厳』」『ばんぶう』1993・6
細井恵美子「今月の焦点　療養型病床群は医療体制改悪の口火にならないか」『ばんぶう』1993・9
細井恵美子「特集：診療報酬の改定　看護の経済的自立が図れるか」『看護　46巻6号』1994・5
細井恵美子「老人訪問看護ステーションのすすめかた　老後の生活を理解する態度」『月刊総合ケア　4巻5号』1994・5
細井恵美子「老人訪問看護ステーションのすすめかた　〝真に人間性豊かな看護を行なうために〟」『月刊総合ケア　4巻6号』1994・6
細井恵美子「病院経営と看護職の役割　病院経営の安定化―医療機能と経営の均衡を目指して」『看護　47巻2号』1995・2
細井恵美子「看護と新福祉時代　社会福祉施設の中での看護職の役割―象徴としてのキャップやユニフォームを脱いで―」『看護教育　36巻2号』1995・2
細井恵美子・秋谷滋・岩下清子「座談会　老人のターミナルケア」『看護　1995年5月特別臨時増刊号』1995・5
川合一良・細井恵美子・西村和子・井上順子「特集　模索する在宅介護センター　地域ぐるみ〝家族〟―多くのネットワークに囲まれて―」『生きいきジャーナル　5巻2号』1995・5
細井恵美子「編集長インタビュー　看護の贈与　安心の保障へ」『看護　50巻3号』1998・3細井恵美子「創刊50周年記念企画　看護行為の価格設定への戦略」『看護　50巻9号』1998・7
細井恵美子「私からのメッセージ　21世紀に役立つ高齢者の〝生活の場〟を追い求めて」『コミュニティケア　5巻2号』2003・2
細井恵美子「特集：視点のズレをなくす！介護施設現場における職種間連携強化のための会議の実際」『がんばる！介護リーダー　9巻2号』2004
細井恵美子「新しい門出をお祝いして」『京都訪問看護ステーション協議会10年の歩み』2005

あとがき

その長きにわたる功績を本にまとめて、広く知らしめたい。

日を追うごとに強くなるその思いを伝えると、落ち着いた表情でありながら何とも温かいまなざしとともに、貴重な資料を預かることがかなえられた。

その資料には、これまでの88年の人生と看護師としての凛とした歩みが、あふれんばかりに綴られていた。そのすべてを隈なく振り返ることは、生半可な覚悟ではとても困難であるという悩ましさと同時に、そこで見ることになる深くて広い流れにゆったりと浸る楽しみをも予感させた。

そのなかで出合った言葉の一つひとつに、人に寄り添うことの大切さと、人に向き合うことを仕事とする尊さを、改めて教えられた。

積み重ねられた実践と、その礎としてのぶれない信念に触れるたびに、惹きつけられるものを感じずにはいられなかった。

その人となりを知る方々が問いかけに進んで答える様子は、いずれもその人柄に魅せられたことを容易に理解させた。そして、自分もまたそのなかに含まれていくことを自覚したとき、同じ微笑みが浮かぶ思いに包まれた。

一方で、その実績を書籍化するという身に余る大役を自らに課そうとしている気負いに、折れそうになることもしばしばあった。そのようなときに癒しとなって思い出すのは、いつもあの優しい笑顔と大丈夫との励ましの声にほかならなかった。

本書の執筆当初からしばらくは、その業績の数々をたどることに心を奪われ、過去の活動を知る人々からの聞き取りにばかり専心していた。あるとき指摘を受けた。

「昔のこともいいけど、いまの私も見てね。いまもいろいろ勉強してがんばっているのよ」

目からウロコとは、まさにこのことであった。

そうであった。その視線は常に現在にあり、さらに加えて10年先に向けられている。数々の業績もすでに済んだことなのだ。

米寿を過ぎてなお精力的な姿に変わりはなく、これから先にかなえたい夢があるという。そしてその変わらぬ姿勢は、大きな夢もやすやすとかなえてしまいそうに思わせる。

講義やインタビューを通して、心に残る多くの言葉が語られた。

・「心のひだに触れるように」

小さな心の動きも感じ取る繊細な接し方をいうのだろうか。より深い意味が含まれるのかもしれない言い回しに、つい引き込まれてしまう。

・「10年先を見て、自分で考えること」

そのためには、時代を読み、必要なものを想像し、いまだなきものを創造する力が大切であるという。

・「ケアされていたのは私たち」
援助を必要とする方たちを支援する側もまた、その方たちによって支えられていたことに気づいたという。
本書には、そのほか多くの何気ない言葉のやり取りがあり、人それぞれの感性に語りかけるものがきっと見つかると思われる。もし、心に留まる何かがあれば、そのことがさまざまな場で誰かと向き合うときの心の架け橋となるように願ってやまない。

本書をまとめるにあたり、多くの方の協力をいただいた。ここに敬称を略して記すとともに、深く謝意を表する。

・多くの実績と知見を教授いただいた
細井恵美子
・インタビューを快諾し忌憚なくていねいに応じていただいた
竹内正三（京都南病院元事務長）
石原良次（同）
松下智子（ぬくもりの里施設長）
福井敦子（西木津ぬくもりの里所長）
藤井裕子（彦根市立病院老人看護専門看護師・認知症看護認定看護師）
伊藤俊彦（認知症当事者）

伊藤元子（同妻）
平間笑子（山城町民生委員）
中島綾野（山城玉台寺）
・インタビューおよび座談会を通じて本書の構成に尽力いただいた
岡山寧子（同志社女子大学教授）
小松光代（同教授）
山縣恵美（同講師）
・本書の企画に対して常に支えていただいた
田島英二（クリエイツかもがわ）
・原稿の校正に際して貴重な助言をいただいた
小松一子（花園大学元教授）
・出版に際しての助成をいただいた
同志社女子大学

2020年初春

杉原百合子

|編著者|
杉原　百合子（すぎはら　ゆりこ）
同志社女子大学看護学部准教授
専門領域　高齢者看護学・在宅看護学

看護と福祉のはざまを紡ぐ
「人」と向き合う、細井恵美子の信念と実践

2020年3月31日　　初版発行

編著者　
発行者　田島 英二
発行所　株式会社 クリエイツかもがわ
〒601-8382　京都市南区吉祥院石原上川原町21
電話 075(661)5741　FAX 075(693)6605
ホームページ http://www.creates-k.co.jp
メール info@creates-k.co.jp
郵便振替　00990-7-150584
印刷所　モリモト印刷株式会社

ISBN978-4-86342-287-2 C0036　　printed in japan

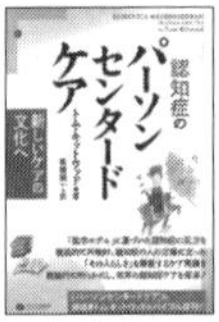

認知症のパーソンセンタードケア
新しいケアの文化へ
トム・キットウッド／著　高橋誠一／訳

認知症の見方を徹底的に再検討し、「その人らしさ」を尊重するケア実践を理論的に明らかにし、世界の認知症ケアを変革！ 認知症の人を全人的に見ることに基づき、質が高く可能な援助方法を示し、ケアの新しいビジョンを提示。　2600円

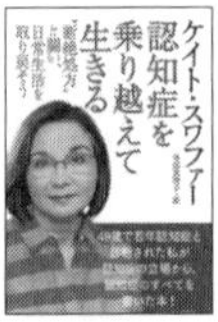

認知症を乗り越えて生きる　“断絶処方”と闘い、日常生活を取り戻そう
ケイト・スワファー／著　寺田真理子／訳

49歳で若年認知症と診断された私が、認知症のすべてを書いた本！

医療者や社会からの“断絶処方”でなく、診療後すぐのリハビリと積極的な障害支援で今まで通りの日常生活を送れるように！　不治の病とあきらめることなく闘い続け、前向きに生きることが、認知症の進行を遅らせ、知的能力、機能を維持できる！　2200円

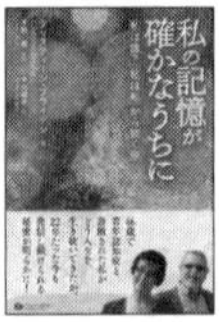

私の記憶が確かなうちに　「私は誰？」「私は私」から続く旅
クリスティーン・ブライデン／著　水野裕／監訳　中川経子／訳

46歳で若年認知症と診断された私が、どう人生を、生き抜いてきたか。22年たった今も発信し続けられる秘密が明らかに！　世界のトップランナーとして、認知症医療やケアを変革してきたクリスティーン。認知症に闘いを挑むこと、認知症とともに元気で、明るく、幸せに生き抜くことを語り続ける…。　2000円

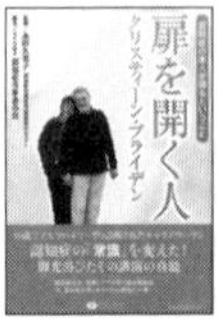

認知症の本人が語るということ
扉を開く人　クリスティーン・ブライデン
永田久美子／監修　NPO法人認知症当事者の会／編著

クリスティーンと認知症当事者を豊かに深く学べるガイドブック。認知症の常識を変え、多くの人に感銘を与えたクリスティーン。続く当事者発信と医療・ケアのチャレンジが始まった……。そして、彼女自身が語る今、そして未来へのメッセージ！　2000円

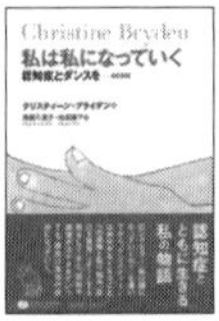

私は私になっていく
認知症とダンスを〈改訂新版〉
3刷

クリスティーン・ブライデン／著　馬籠久美子・桧垣陽子／訳

ロングセラー『私は誰になっていくの？』を書いてから、クリスティーンは自分がなくなることへの恐怖と取り組み、自己を発見しようとする旅をしてきた。認知や感情がはがされていっても、彼女は本当の自分になっていく。　2000円

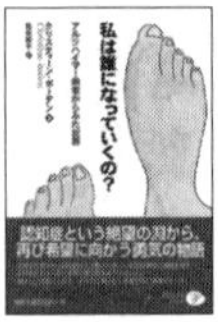

私は誰になっていくの？
アルツハイマー病者から見た世界
22刷

クリスティーン・ボーデン／著　桧垣陽子／訳

認知症という絶望の淵から再び希望に向かって歩み出す感動の物語！

世界でも数少ない認知症の人が書いた感情的、身体的、精神的な旅―認知症の人から見た世界が具体的かつ鮮明にわかる。　2000円

北東アジアにおける高齢者の生活課題と社会的孤立
日本・韓国・中国・香港の今を考える
小川栄二・新井康友・朴仁淑・三浦ふたば／編著　岑啟灝・徐思遠・徐玲・全容佑・中島裕彦・刘璐／執筆

民生委員、介護支援専門員、地域包括支援センター職員への事例調査から明らかになった、食事や衛生状態などの日常生活、健康状態、虐待といった高齢者の生活の悪化。日本を含む北東アジアにおいて高齢者の社会的孤立の実際に迫り、高齢者に対する政策課題を検証する。　2200円

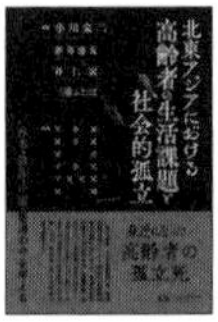